会食恐怖症

ゴメンなさい。
私、外食が
苦手です。

を卒業するために私たちがやってきたこと

一般社団法人 日本会食恐怖症克服支援協会 代表理事
山口健太 Kenta Yamaguchi

内外出版社

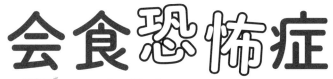

はじめに

「こんなことに悩んでいるのは、自分だけだと思っていました……」

私のところには、そのようなメールが数多く届きます。

本書を手に取っていただきありがとうございます。一般社団法人日本会食恐怖症克服支援協会代表理事の山口健太です。

私は、私自身が人前で食事をすることができない「会食恐怖症」の症状に悩み、それを自ら克服した経験から、現在はカウンセリングや講座を通して会食恐怖症の当事者の方々の克服のサポートをしています。

「会食恐怖症」という言葉を知らない方は、「そんな人がいるなんて信じられない」と驚くかもしれません。しかし、私は年間のベ1000人以上の当事者の方の相談を受けています。そして相談のペースは日を追うごとに増加しています。

「心療内科で医師に相談したのですが、『会食恐怖症？　聞いたことありませんね。会食が嫌なら行かなければいいじゃないですか。とりあえず薬だけ出しておきます』と言われました……」

このような相談があるように、会食恐怖症は精神科医でさえ知らないケースがある「マイナー」な精神疾患。それを克服するための具体的なメソッドが体系化されることなどなく、会食恐怖症に悩んでいた当時の私も「なぜ自分だけがこんなことに悩んでいるのだろう……」「周囲は誰も理解してくれない。どうすればいいのだろう……」と、絶望していたものです。

今でもたくさんの当事者の方が、この情報不足に悩んでいます。そのような状況を変え、「悩んでいる方の力になりたい」という思いから、私は会食恐怖症の克服メソッドを体系化しました。そして、これまでたくさんの方々にその方法を伝え、克服を後押ししてきました。

この活動を始めてから、メールボックスを開くたびに会食恐怖症に悩む方々からの悲痛で孤独な叫び声がひっきりなしに届くようになり、中には「自殺したい」という相談さえありました。ですが、そのような方であっても、時間を経過するごとに状態は着実に改善しています。

会食恐怖症は克服することができます。しかし、会食恐怖症は無意識のうちに症状の悪化・長期化につながる行動をとってしまうという、やっかいな特性を持っています。それが原因となり、なかなか克服できない人が多いこともまた事実です。

本書では「会食恐怖症とはどういうものか?」という基本情報の紹介に始まり、「克服のためには何をどうすればいいのか?」「周囲はどのような姿勢でサポートするべきか?」など、私の経験やこれまでの相談事例を踏まえながら、会食恐怖症の克服に役立つ実践的な情報をお伝えしていきます。さらに、会食恐怖症に悩む多くの方が経験したことがあり、最近特にメディアの取材などでコメントを求められる、「過剰な完食指導」や「給食ハラスメント」の問題についても考えていきます。

私のところには学生の方も多く相談に来ることから、なるべく専門的な用語の使用を避け、読みやすい形を意識して執筆しました。第1章、第2章と読み進めていくごとに、克服のイメージがどんどん湧いてくるはずです。

それでは本書をきっかけとして、私と一緒に、今日から新しい人生をスタートしていきましょう！

一般社団法人日本会食恐怖症克服支援協会
代表理事　山口健太

装幀・本文デザイン　志村正人（REVEL46）
装画・挿画　神谷朝之
DTP　照山裕爾（有限会社ミニマム）

もくじ

第3章

第4章

周りはどうサポートすべき？ 完食指導と会食恐怖症

第5章

よくある相談事例へのアドバイス

第1章

人前でゴハンが食べられなくなった私の話

「会食恐怖症」って何？

会食に対して感じる健全ではない不安や恐怖

「会食恐怖症」という言葉を知っていますか？　当事者の方を除けば、おそらく初めて耳にするという方がほとんどではないかと思います。ですから、まずは「会食恐怖症とは何か」についてお伝えしておきます。

「会食恐怖症」とは、人前でご飯を食べること（会食行為）に対して耐えがたい不安や恐怖を抱き、実際の会食の場面では、吐き気、めまい、胃痛、動悸《どうき》、嚥下《えんげ》障害（食べ物が飲み込みにくい、または飲み込めない）、口の乾き、身体（首や手足）の震え、発汗、顔面蒼白《そうはく》、呑気《どんき》（空気を飲み込んでお腹が張る）、緘黙《かんもく》（黙り込んでしまう）など、さまざまな症状となって現れてしまう心の疾患《しっかん》です。これらの症状の現れ方や程度には大きな個人差があります。会食恐怖症は「会食恐怖」あるいは「外食恐怖症」と表記されることもありますが、本書ではそれらも含めて「会食恐怖症」として扱います。

会食恐怖症になってしまうと、「こんなにつらい思いをするなら、もう会食なんてしない！」と次第に会食の機会を避けるようになります。ところが会食は、家族や恋人、友人、職場の同僚などさまざまな他者とコミュニケーションするための、とても大事なツールでもあります。そのため、会食の機会を避け続けながら本来あるべき健全な社会生活を送ることはとても難しく、実際のところ、ほとんど不可能とさえ言えるのです（なお、本書では、家族や恋人、友人、知人など誰かと一緒に食事やお茶をする機会なども広く「会食」として定義します）。

私は、会食恐怖症の当事者の方を対象にした相談会などを主催しています。その中で、当事者の方と対面でお話しする機会や、会食恐怖症に悩まれている方が同じ悩みを持つ方々と一緒に会食にチャレンジする機会を設けています。中には「今日、20年ぶりに会食に参加しました」という方もいらっしゃいます。これはきっと、一般的な感覚では信じがたいことですよね。でも、会食恐怖症の当事者にとっては「会食」が、それほど大きな不安や恐怖をともなうシチュエーションとなり、自然と回避する習慣が身についてしまうものなのです。

ちなみに、私自身は高校1年生のときに会食恐怖症を発症し、やがてそれを克服し、今では会食を楽しめるようになりました。当時の私は主に、吐き気、嚥下障害、動悸の症状に悩まされていました。食べ物の匂いを嗅いだだけで吐き気がこみ上げてきて、実際に会食の場面で嘔吐してしまったこともあります。当時は口の中に食べ物を入れるだけで「何かで喉が締め付けられているのではないか⁉」と感じてしまうほど、食事が喉を通っていかない状況でした。

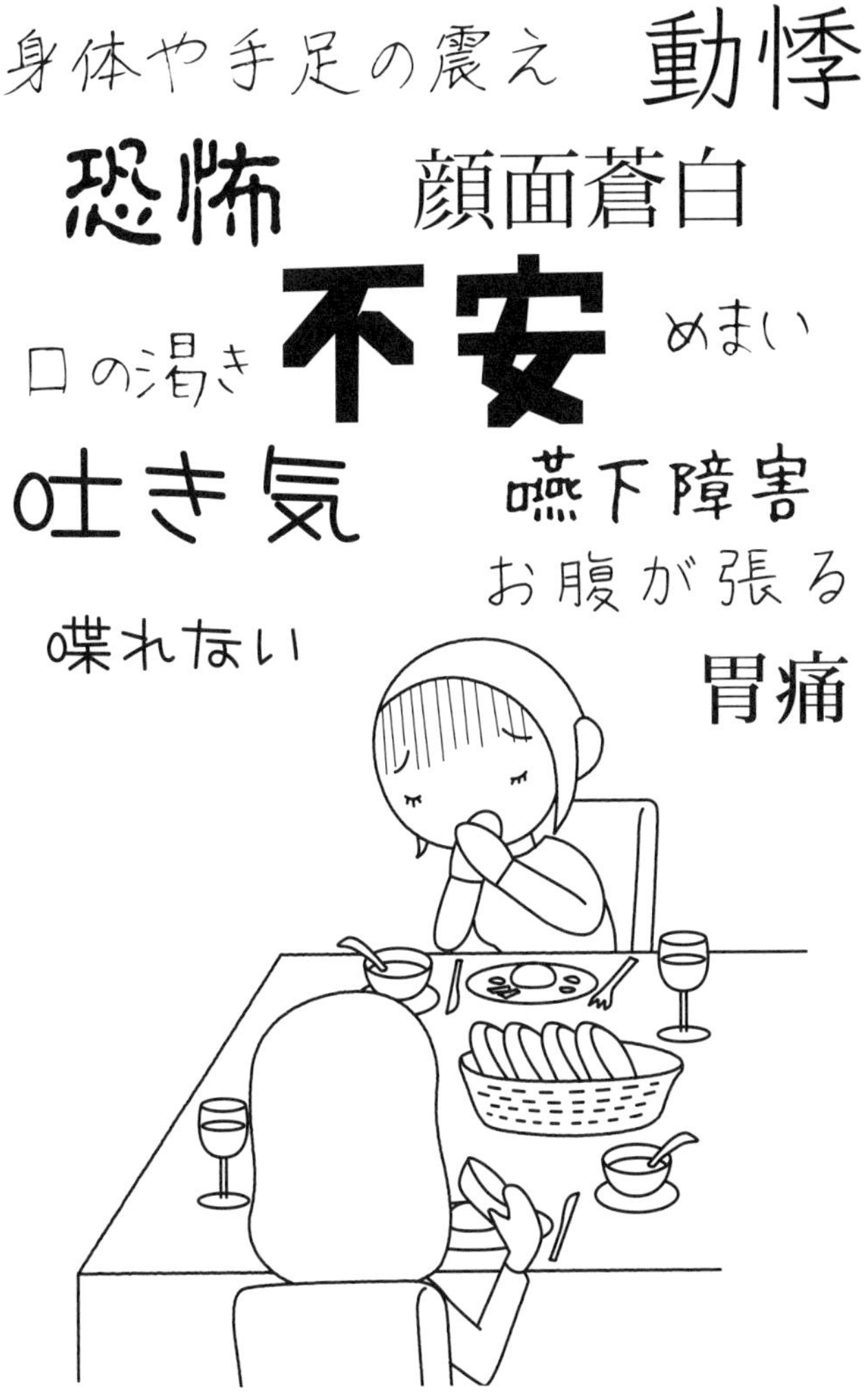
身体や手足の震え
動悸
恐怖
顔面蒼白
口の渇き
不安
めまい
吐き気
嚥下障害
お腹が張る
喋れない
胃痛

「会食恐怖症」は社交不安症の1つの症例

会食恐怖症は一般的に、「社交不安症の症例の1つ」という分類がされています。また、「社交不安症」とは「社交機会に対して健全ではない強い不安を覚え、次第にその不安を避けようとすることで、本来あるべき社会生活が脅かされる精神的な疾患」という定義が一般的です。

とはいえ、誰にでも日常生活の中で「ああ、なんだか不安だな……」と感じる場面はありますよね？　ですから、ここでは「健全ではない強い不安を感じるかどうか」というポイントが判断基準の1つになります。

目上の方や、初対面の方との会食で「失礼がないようにしなければ」とか「うまく話ができるかな？」といったように、多少の不安や緊張を感じてしまう。きっと多くの方がそのような経験をしたことがあると思います。でも、それは誰もが感じる〝健全な不安〟ですから、会食恐怖症にはあてはまりません。

しかし、会食恐怖症の場合は、「会食のたびに吐き気がこみ上げる」「翌日の会食を想像しただけで不安で眠れない」「よく遊ぶ友人でも一緒にご飯を食べるのは無理」といったように、あきらかに「健全」とは言えない不安を感じるようになります。

この本はあくまで「会食恐怖症を克服するための本」ですので、社交不安症について深く考察しませんが、社交不安症の他の症例としてよく挙げられるのは、次のようなものです。

- スピーチ恐怖…スピーチをする際、緊張のあまり頭が真っ白になったり、声が震えたりしてうまく話せない。
- 電話恐怖…周囲に人がいる状況での電話応対に強い緊張を感じて、言葉が出なくなったりする。
- 赤面恐怖…緊張して顔が赤くなることを恐れ、そのような場面を過剰に避けたがる。
- 腹鳴恐怖…会議など、周囲が静かな状況でお腹が鳴ってしまうことを恐れ、そのような状況が予想される場面を避けたがる。

・書痙《しょけい》…人前で字を書こうとすると緊張してしまい、手が震えて書くことが難しい。

このような症状に対しては、精神療法（主に認知行動療法）や薬物療法（主に抗うつ剤や抗不安薬の服用）での治療が推奨されています。

ところが、私のところには「病院に行って薬を飲んでも良くならない」という相談が数多く届きます。ときには「医師に『会食恐怖症なんて知らない』と言われました……」という相談が届くこともあります。私自身、薬に頼らずに会食恐怖症を克服した経験を持ち、その方法をお伝えすることでたくさんの方の克服をサポートしてきました。ですから、本書では会食恐怖症を克服するための具体的な方法についても、あますところなくお伝えしていきます。

外食が苦手になると「QOL」が急低下

恋愛どうしよう？　社会に出たらどうしよう？

「みなさんは最近、誰かとご飯を食べに行って楽しかったなという思い出はありますか？」
「もし、みなさんが会食を満足にできない状態になったら、人生にどんな影響が出そうですか？」

これは、私が会食恐怖症をまだ知らない方の前でお話をするときに、よく投げかける質問です。

会食の役割は、ただご飯を食べて栄養を補給するとか、グルメを楽しむということだけにとどまりません。たとえば、素敵な異性が現れたら、まず食事に誘ってみるということもあるでしょう。仕事の場面でも親睦会や取引先の接待などとして会食機会が設けられることがよくあります。

会食恐怖症の当事者は、ただ会食ができないことに悩んでいるというよりむしろ、その先にある不具合、たとえば、満足に恋愛ができないこと、仕事上の人付き合いがうまくできないことに悩んでいるのです。ほかにも、たとえば友人と旅行に行っても「みんなとの食事の時間をどう乗り切るか」といったことを常に気に病み、観光やレジャーを楽しむどころではないという心理状態にもなりがちです。

私のもとに届く相談の中には、これから就職活動を迎える学生の方から「なるべく会食がない仕事はありますか？」ですとか「教師になりたいのですが毎日の給食に耐えられないので、夢を半ばあきらめています」といった悩みも少なくありません。このような形で〝ＱＯＬ（人生全体の質）〟が低下することが、会食恐怖症によって引き起こされる一番の損失と言えます。

「周りに理解してもらえない……」が一番つらい

会食恐怖症の当事者の方が一番悩んでいるのは「周りの人たちに理解してもらえないこと」です。実際、症状に悩んでいた当時の私も「なぜ自分だけがこんなことに悩んでいるんだろう？」という孤独感に苦しんでいました。

そして、会食恐怖症のような「目に見えない症状」は、なかなか相手に伝わらないということも実感しました。たとえば、骨折した足をギプスで固めていれば、周囲の人に「あの人は怪我《けが》をしているから無理をさせてはいけない」などと、ある程度は配慮してもらえますよね。

ところが、会食恐怖症の場合は、そのように理解されることはまず望めません。なぜなら、人は通常「会食とは楽しい時間である」と考えるものだからです。

そのため、「食べたくないなんてただの甘えだ」とか「全然食べないから一緒にいてもつまらない」などと言われるケースも実際にあります。ですが、私たちはみんなと一緒に楽しく食べたくても、身体が言うことを聞いてくれずに困っているのです。

会食恐怖症の症状は、どんな人が相手でも出るというわけでもありません。具体的には、「ありのままの自分の姿」を見せられていない人に対して症状が出やすいという傾向があります。「家族との食事は大丈夫」という人もいれば、逆に「家族の前だからちゃんとしなきゃ」という考えが強い人は、家族の前でも症状が出てしまうことがあります。

だからこそ、厄介《やっかい》なのです。

つい最近もこんな相談がありました。

相談をくれた方は20代の女性です。ある日のこと、その方は思い切って自分の症状を母親に打ち明けました。すると母親に「家ではいつも普通に食べているじゃない？　ただの気の持ちようでしょ？　そもそも1食くらい抜いたって死ぬわけじゃないんだから」と言い返されてしまったそうです。

ですが、先に述べたように、私たちが困っているのは、食べられないこと自体というより、会食を楽しめないことから生じる恋愛や仕事などへの悪影響、つまりＱＯＬの低下なのです。

「このお店のご飯、おいしそう！」にドキッ！

私も高校生のときに一度、自分が会食恐怖症であることを友人に打ち明けたことがあります。当時はドキドキと緊張しながら、その一方で「もしかしたら理解してくれるかも！」という期待を持っていました。ですが、友人から返ってきたのは「それじゃ彼女は作れないな～」という、私の悩みを茶化すような言葉でした。

もちろん、彼に悪気はありません。私が「悩みを打ち明けたら理解してもらえるかもしれない」という過剰な期待を持ってしまっていただけなのです。それでも、真剣に悩んでいる私の気持ちが友人に伝わらなかったことは、私にとって大きなショックでした。それ以降、私は「周りの人に言っても無駄だ。傷つくだけだから打ち明けるのはやめよう」と、ますます一人で悩みを抱え込むようになっていきました。

「ここのご飯、おいしそう！　今度行きたいね！」

そのような友人との日常会話の何気ない一言に、いちいち「ドキッ！」としてしまうこともよくありました。これも「会食恐怖症あるある」の1つです。

会食の誘いをつい断ってしまうときも、気持ちとしては「あなたとご飯を食べたくないから」ではなく「誘いを断ってしまい申し訳ない」と感じている方がほとんどです。それと同時に、「打ち明けてもきっと理解されないから……」と一人で悩みを抱え込んでいる方も多いのです。

ちなみに本書では、症状のことを上手に打ち明けて、会食の練習仲間を増やすコツについても、しっかりとお伝えしていきます。

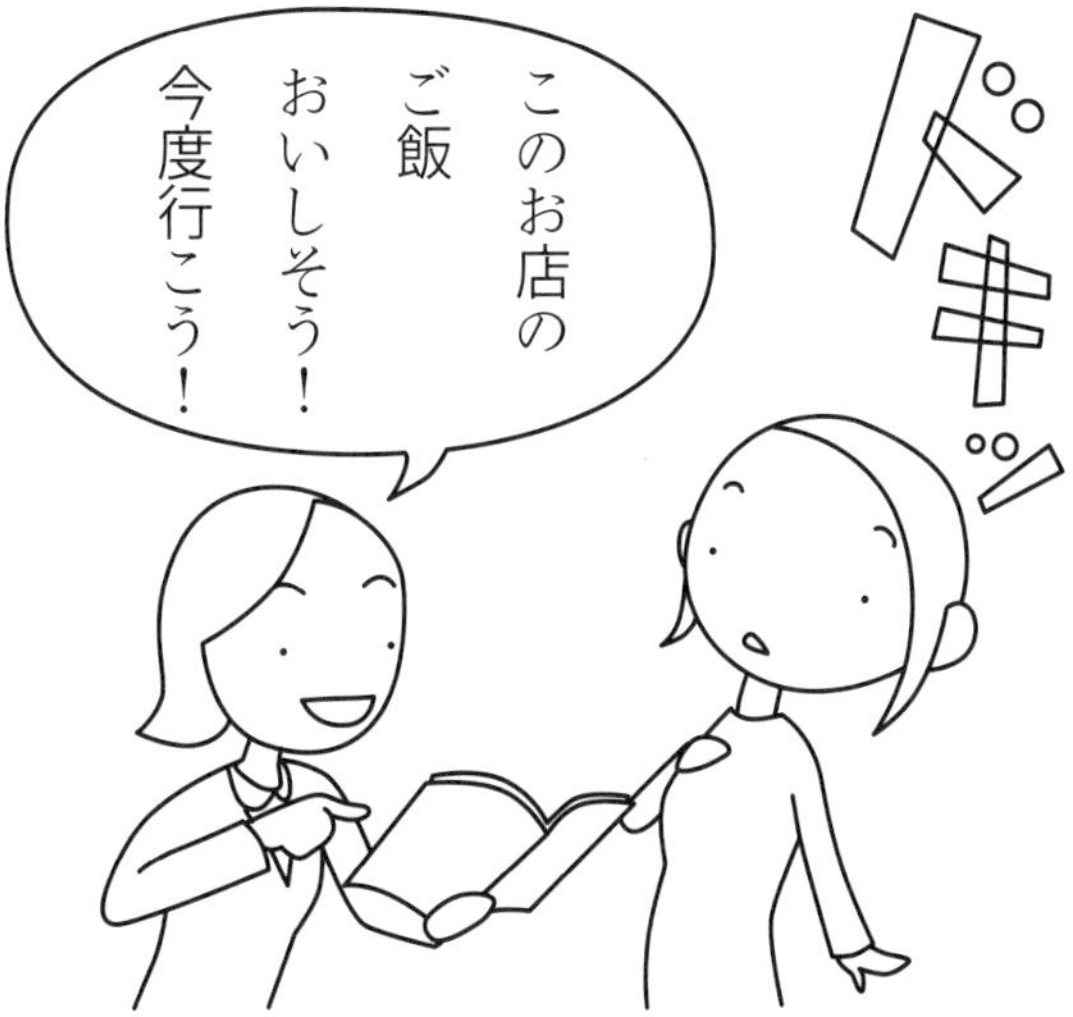
このお店のご飯おいしそう！今度行こう！
ドキッ！

なぜ、発症するの？

発症と３つのキーワード

会食恐怖症を発症するタイミングは人それぞれですが、端的にまとめると次のようになります。

自己肯定感が低い状態かつ、ノンフロー状態（ストレス、不安、緊張度などが高く心理的に不安定な状態）で日々を過ごしていたうえで、会食に対して何らかの恐怖を学習する機会があった。

ここで「自己肯定感」「ノンフロー状態」「恐怖の学習」という3つのキーワードが出てきました。それでは1つひとつ解説していきましょう。

「自己肯定感」は語り手によって多少定義が違うケースもありますが、ここでは「『ありのままの自分でOK』という気持ちがあるかどうか」と考えてください。この「ありのままの自分でも大丈夫」という気持ちは「心の免疫力」となり、多少ネガティブなことがあっても、それほど気を病まずにいられる要因となります。

たとえば、「小さいころに親からどのような愛情を受けていたか」といったことも自己肯定感の高低に関わってくると言われています。具体的には、「こうしなきゃダメでしょ」といった「条件付きの愛情」の中で育ってきた場合は「ありのままの自分」を受け入れられず、常に「こうでなければならない」という凝り固まった考え方を持ってしまう傾向が強いようです。これは、たとえば「食べ残しをしてはダメだ」「きれいに食べなければ」「食事中に気持ち悪くなって心配させてはいけない」といった考え方にもつながっていきます。ほかにも、小さいころにイジメを受けた経験なども自己肯定感を低める要因の1つとなるようです。もちろん本書では、自己肯定感を高く保つための方法についてもお伝えしていきます。

次に「ノンフロー状態」とは、ストレスや不安、緊張度などが高く、イライラしたり、ビクビクしているような心理状態のことです。たとえば、職場にいつ怒り出すかわからない上司がいて、常にビクビクしている状態。これはノンフローです。ほかにも、満員電車に揺られているとなんだか気持ちがイライラしてきますよね。このような状態もやはりノンフロー状態です。何か悩みごとがあって「どうしよう……」と滅入っている。そんなときもノンフローです。

一方、それとは逆の状態を「フロー状態」と言います。身体がリラックスしていて、頭が冴え、心理的にもバランスがとれた状態です。たとえば、エステやマッサージなどを受けているときの「気持ちいいな〜」という状態が、フロー状態のわかりやすい例です。ほかにも、誰かに自分のいいところをほめられて「うれしいな〜」と感じているときもフロー状態ですね。

日々の生活の中でノンフローな時間が長ければ長いほど、身体は緊張して食は進まなくなり、症状も出やすくなります（ストレスを感じると過食で太るという人もいますが、いずれにせよノンフロー状態の日々が続けば体調を崩しやすくなります）。

最後は「恐怖の学習」です。これは「トラウマ体験」と言い換えるとわかりやすいでしょう。たとえば「友人と外食をしているときに体調を崩し、気持ち悪くなって食べられなかった」といったことや、子どものころの給食時間に学校の先生から「残さず食べなさい！」と強く叱られた経験がある、といった出来事などがわかりやすいでしょう。まれに「物心ついたときには食べることへの苦手意識や抵抗感があった」という方もいます。いずれにしても、幼いころから「食事」に対してあまり楽しい思い出がなかったケースがほとんどです。

発症のきっかけは部活動の合宿

社交不安症は「思春期に発症する人が比較的多い」とされていますが、私が会食恐怖症を発症したのも、やはり高校時代でした。

私は幼いころから野球少年で、高校時代も野球部に所属していました。その野球部の監督が、体重を増やして身体を作ることに関してかなり厳しい指導を行う方だったのです。ところが私は、どちらかというと幼いころから少食なタイプで、小学校の給食も食べ終わるのは遅いほう。活発な子たちがよくやる「おかわりじゃんけん」なども、それほど積極的には参加しない子どもでした。それでも高校時代は自宅などでたくさんの量を食べる練習を重ね、高校入学時から最大で13キロ体重を増やすことに成功します。

しかしこの野球部での合宿が、私が会食恐怖症を発症するきっかけになってしまいました。それは高校1年生のときに参加した初めての合宿でのことでした。

合宿では「食事もトレーニングの1つ」と考えられていて、部員たちには朝2合、昼2合、夜3合のご飯を食べることが課されていました。それまでたくさんの量のご飯を食べる練習をしてきた私は、ちょっと無理をすれば、合宿のご飯を何とか食べられるかもしれないと考えていました。

ところが、合宿所の食堂には大勢の部員が整然と並んでおり、私語はほとんど許されず、どこかにピンと張り詰めた空気がありました。あまりの緊張感からまったく食欲が湧かなかった私は、たくさんの量を食べることができず、最初の食事の後、全部員の前で監督に怒鳴られてしまったのです。すると、「次の食事でも食べられずに怒られたらどうしよう……」と、さらに食べることへのプレッシャーが大きくなっていきました。その一方で、「普段はもっと食べられるのに……」という悔しさもありました。

次第に私は、食堂に足を踏み入れるだけで吐き気がこみ上げるようになったり、食事の場面を想像するだけで気が滅入ってしまうようになり、「いただきます」のタイミングで嘔吐してしまったこともありました。この出来事が契機となり、私は誰かとご飯を食べることに、これまで以上に強い苦手意識を持つようになっていきました。

ほかにも、部活ではこんなこともありました。当時、野球部の恒例行事に「2日間で100キロ歩きながらゴミを拾う」という慈善活動がありました。普通の人なら「そんなに歩けるだろうか?」という不安を抱くでしょう。実際、他の部員たちもよくそのようなことを口にしていました。しかし、そのとき私が感じていたのは「2日間の食事をどう乗り切ろうか」という不安でした。

今でも鮮明に覚えているのが、2日目の昼食での出来事です。昼食時には幕の内弁当が部員に配布されました。もちろん完食は暗黙のルール。しかし、私は白米を一口食べたきりまったく食欲が湧かず、完食できませんでした。私はその後、ほとんど栄養失調のような状態でゴミを拾い続け、どうにか100キロ歩き切ったときにはフラフラと倒れる寸前でした。

「残さず食べなさい」と言われるほど食べられない

会食恐怖症の当事者のほとんどは「残さず食べなさい」と言われれば言われるほ

ど、プレッシャーを感じて食べることができなくなります。食欲というものは、空腹であるだけでは湧き立たず、それに加えて「身体がリラックスしていること」が大切ということですね。

たとえば、「明日は朝が早いから早く寝なきゃ！」と思えば思うほど、よけいに目が冴えてしまい眠れない。そんな経験のある方も多いのではないでしょうか。一方、「今夜は目が冴えて眠れないから、早く寝るのはあきらめよう……」と焦る気持ちを手放した途端、急に眠気を感じて寝入ってしまったという話もよく聞きます。

食欲もこれとよく似ています。「残さず食べなさい」や「早く食べなきゃ」といったプレッシャーがかかると、人によっては緊張を感じてしまい、逆に食べられないということが起こるのです。

一方で「残しても大丈夫だよ」などと言われると、心がリラックスして食べられることはよくあります。

たとえば、私は大学時代、先輩の紹介で飲食店でのアルバイトを始めました。当時の私の症状は少しずつ改善していた時期でしたが、そのお店の〝まかない〟には面を食らってしまいました。単純に、ものすごく量が多かったのです。

そこで私は「こんなに食べられる気がしない……。でも、バイトを辞めるのは嫌だ」と思い、思い切って店長や料理長に「自分は人と一緒にご飯を食べるのが苦手なので、たくさんのまかないを食べることができません」と打ち明けてみました。

すると「それなら練習だと思ってゆっくり食べたらいいよ」と受け入れてもらうことができ、安心して食べられるようになったのです。バイトのまかないのたびに会食の練習ができることにもなり、この経験は克服への大きなステップとなりました。

現在では、グループカウンセリングの形式で当事者の方々の相談に乗った後、みんなでご飯を食べる練習機会を作るといったことも積極的に行っています。すると、中には「いつもは絶対に食べられないのに、今日は全部食べられた！」と、驚かれる方もよくいらっしゃいます。それがきっかけで「私だって食べられるんだ」と自信をつけた方が一気に快方に向かうというケースも少なくありません。

これも長時間、同じ悩みを抱える方々と話し合い、安心できる時間を共有した後、比較的リラックスした状態で会食に臨んだからこそ起きることです。この「リラックス」は克服のためのキーワードでもあるので、この本の中でも多く扱っていきます。

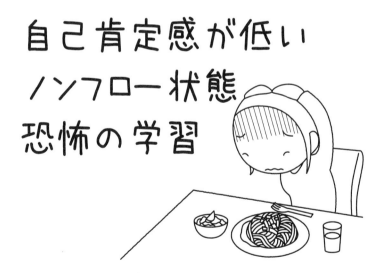

自己肯定感が低いノンフロー状態恐怖の学習

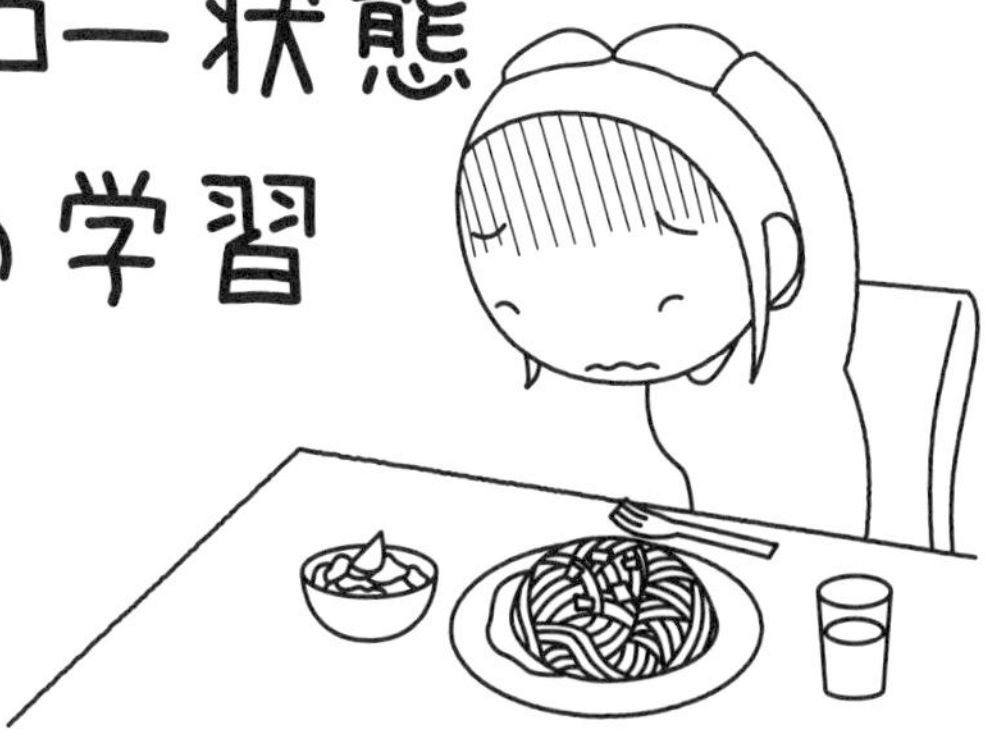

育った家庭環境が要因に?

家の中が常にピリピリしていた子ども時代

社交不安症を扱う文献の多くには「発症には遺伝的な要因がある」と書かれています。私も同様に、会食恐怖症は遺伝などの先天的な要因があると考えています。

私はこれまで会食に苦手意識を持つたくさんの方とお会いしましたが、会食恐怖症に悩まれている方には、いくつかの身体的な特徴もあるようです。具体的には、どちらかというと色白な方が多く、首や肩のラインが華奢《きゃしゃ》で全体的にも細身の方が多いという傾向があります(もちろん中には恰幅《かっぷく》の良い方もいらっしゃいます)。

とはいえ、私自身は後天的要因の影響のほうがより大きいと考えています。とりわけ育った家庭環境は重要です。なぜならそれは、発症の3つのキーワードである「自己肯定感」「ノンフロー状態」「恐怖の学習」のうちの「自己肯定感」と「ノンフロー状態」に大きく関わってくるからです。

たとえば、私が子どものころは両親が頻繁に喧嘩をしていたため、家庭内には常にピリピリムードが漂っていました。家族との食事の時間が無言のまま過ぎていくこともよくありました。

両親は共働きでしたので、一人で食事

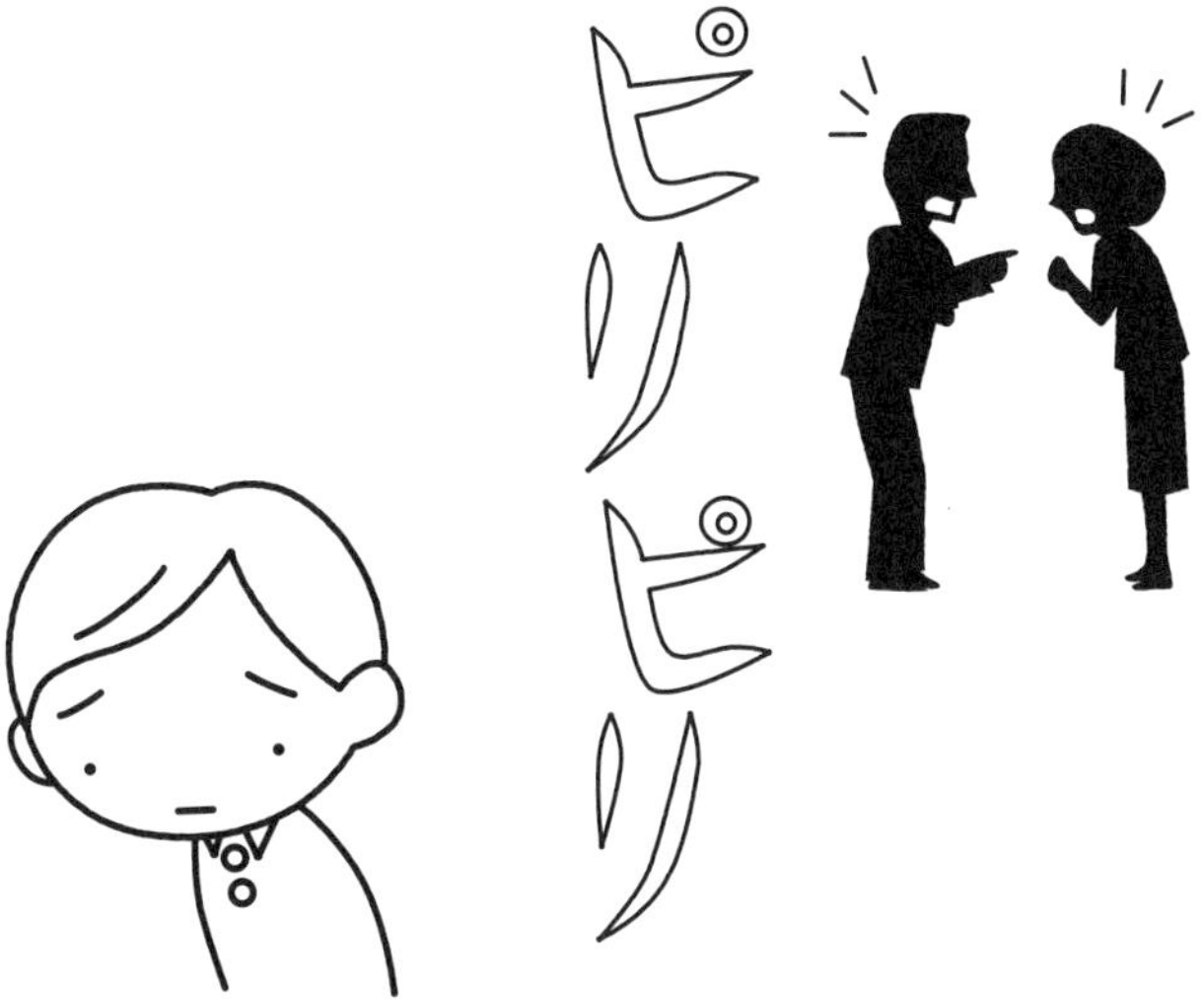

をすることも多かったのですが、私にとってはそのほうが気が楽で、むしろ家族と食事をすることのほうが緊張してしまう状態でした。つまり、家の中で家族と過ごしているときの私は、いつも「ノンフロー状態」だったわけです。

すでに病で他界した父に対しては、特に細心の注意と緊張感を持って接していました。というのも当時の父は、持病だった膠原病《こうげんびょう》の治療薬の副作用の影響か、とてもヒステリックで、不満なことがあると突然怒鳴り始めたり、物にあたり散らしたりすることがあったのです。今でこそ父に対するネガティブな感情はなくなりましたが、当時の私にとって、父の前でリラックスすることなど、とてもできない状況でした。

親の「条件付きの愛情」が自己肯定感を下げる

また、両親からどのような愛情を受けてきたかは、「自己肯定感の高低」に大きく影響します。

たとえば、私が最近相談を受けた女性に、小さいころから食べるスピードが遅く、常に親に怒られていたという方がいます。外食の際、食べ終わるまで店に置き去りにされたこともあり、食べるという行為自体がどんどん嫌いになっていったそうです。

自己肯定感を高めていくためには、「どんな自分にもＯＫを出す」ことが大切です。それがありのままの自分を受け入れることにつながっていきます。

しかし、このように「早く食べられる子（全部食べ切れる子）なら愛してあげるけど、食べられない子は愛せません」といった「条件付きの愛情」を受けていると、「ありのままの自分」を受け入れることが難しくなっていきます。すると、子どもは「こういう自分でなければ愛されない」と考えるようになり、「どんな自分にもＯＫを出す」ことができなくなっていくのです。

これはもちろん、食事以外の部分にも共通しています。勉強やスポーツや人間関係などにおいても「ああしなさい、こうしなさい」という親の押し付けが強いほど、子どもの自己肯定感は低くなり、「周りの評価を気にする」「本当の自分に自信がない」「失敗を恐れて行動できない」「前向きな意欲がない」「引っ込み思案になる」「反抗的になる」「攻撃的になる」というようなパーソナリティーが形成されていくようです。

このような状況では、心の免疫力が低下し、そのサインとして、病気になったり、何かしらの症状が出てもおかしくない状況になります。

会食回避の習慣と症状悪化のスパイラル

他の精神疾患は良くなったのに……

会食恐怖症を抱える方の中には、パニック障害などの精神疾患を併発していたり、あるいは過去に併発していたという方も少なくありません。

私のところに最近届いた相談メールにも「10年ほど前に心療内科へ行き、『パニック障害』と診断されました。治療をして1年半ほどで良くなったのですが、10年経った今でも、なぜか会食だけができません」という相談がありました。

パニック障害は良くなったのに、なぜ会食恐怖症の症状が消えないのでしょうか？
実は、これを理解することが、会食恐怖症を克服するための1つの重要なポイントとなります。

ズバリ言います。会食恐怖症は会食を避けているうちは治りません。なぜなら、会食を避けることで手に入れた安心とは、裏を返せば「会食に行くと恐怖感が襲ってくる」という思考を固定化させてしまうものだからです。加えて言えば、**「会食に行くのは不安だったけど、行ってみたら意外に大丈夫だった」という経験は、実際に会食へ行った後にしか感じられない**ことなのです。

一方、パニック障害は、たとえば電車での移動や広場での待ち合わせなど、人が集まる場所や場面で発症しやすいようです。そのような状況は避けようと思ってもなかなか避けることができませんよね。でも、その際に回避せずに行動したことが小さな自信となり、やがて克服へとつながっていくことがあるようです。

「社交不安症の自然治癒率」というデータがあります。自然治癒率というのは、簡単に言えば「症状を放っておいたときに、それが時間の経過で自然と治る確率」というものです。

ちなみに、うつ病の2年後の自然治癒率は80パーセントです。これはつまり、2年後には5人中4人が、特に何もしなくてもうつ病が治り元気になっているということです。しかし、社交不安症の場合は、2年後の自然治癒率が20パーセントしかありません。8年が経過した後でも、自然治癒率は33パーセントにとどまるそうです（Keller MB. The lifelong course of social anxiety disorder: a clinical perspective. Acta Psychiatr Scand Suppl. 2003(417): 85-94.）。実際に、幼少期に会食恐怖症を発症し、40～50年間、悩まされた末に私のところに相談に来た方もいらっしゃいます。

つまり、会食恐怖症は「放っておくととても治りにくい病気」と言えるのです。

会食恐怖症に苦しんでいた高校時代の私も、友人に「ラーメン食べに行こうぜ！」

などと誘われたときは、実際にはありもしない予定を作ったりして、ひたすら会食を避けていました。そんな高校時代には、症状が改善することはほとんどありませんでした。しかし、積極的に会食の練習をするようになった大学時代から、私の症状は軽くなっていきました。

とはいえ、会食恐怖症で困っているのに「そもそもどうやって会食の練習を始めればいいの？」と言いたくなるかもしれません。症状に悩んでいた当時の私が「このままでは治りませんよ。会食に行きなさい」と言われたら、「行きたくても行けないから困ってるんです！」と言い返していたことでしょう。

ですが、会食の練習にもしっかりとしたコツがあります。もちろん、本書では第2章でそれについてもきちんとお伝えしていきます。

症状があっても自己肯定感を下げる必要はない

中には「症状について詳しく知ることでより強く意識してしまい、かえって症状がひどくなるのではないか？」と感じる方もいます。たしかに「自分は会食恐怖症という病気なんだ」と思うことが、自己肯定感を下げてしまうなら、その可能性は高くなります。

しかし、たとえばあなたは風邪をひいたとき、「私は風邪をひいたから、本当にダメなやつだ……」と深く思い悩んだりしますか？　むしろ、「風邪をひいたから、栄養をしっかり摂り、たっぷり寝て、早く治そう」と考える方がほとんどだと思います。会食恐怖症についてもそのように捉えてください。必要以上に自己肯定感を下げる必要はないのです。

事実、会食恐怖症の克服のノウハウをまったく知らない状態で私のところに相談に来た多くの方が、これからお伝えしていく克服のポイントを理解することで、時間の経過とともに状態を改善させています。

先ほど「回避しているうちは治らない」と述べたように、会食恐怖症になると症状を悪化させたり、長期化させてしまうような考え方や行動を、無意識のうちにとってしまいます。ですが、それらの考え方や行動を自分自身が把握して、今までと違うものに置き換えていくことができれば、ほとんどの方の状態は良くなっていきます。

私は会食恐怖症の克服に取り組む時間のことを、「人生のメンテナンス期間」と捉えることをおすすめしています。つまり、それは単に症状を改善させる期間というだけでなく、その後の人生をより充実したものとするための、大切な学びの期間であるということです。

克服のための3つのポイント

克服のカギは「当たり前」の中に

次章からは、いよいよ「会食恐怖症を克服するための方法」を、私自身や私がこれまでにサポートさせていただいた相談者の方々の事例を踏まえて、お伝えしていきます。その前に会食恐怖症を克服するためのポイントを3つ挙げておきたいと思います。

克服のための3つのポイント

①正しい手順で会食の練習をする

②前向きな考え方を身につける

③フローで過ごすための習慣を身につける

これらは一見、「当たり前のこと」と思われるかもしれません。しかし、それぞれに意味やコツがありますので、本書でしっかりとお伝えしていきます。

既存の情報では克服できないと感じた理由

私が会食恐怖症に悩んでいた時期に感じていたのは、克服につながる情報があまりにも少ないということでした。たとえばインターネットで「会食恐怖症」と検索すると「会食恐怖症は社交不安症の1つとされていて、薬物治療や精神療法での治療が推奨されています」ということまではわかりますが、克服のための有効なヒントを得ることはできませんでした。

社交不安症について書かれた本を読んでも、1冊の中で1〜2ページほど触れられているだけで、「症例の1つに会食恐怖というものがあり、自分が食べるところを見られるのが嫌という人がいます」といった説明が書かれていました。「たしかにそういう人もいるけど、なんかちょっと違うよな……」。そんな違和感を覚えたりもしました。

本書を執筆中の現在、私はカウンセラーとして年間のべ1000人を超える方々の相談に乗っていますが、おそらくこれは氷山の一角でしょう。これほど会食恐怖症に悩んでいる方が多いにもかかわらず、この病気を理解し、克服していくための体系化された情報はこれまでほとんどありませんでした。ですので、本書ではその具体的な方法をお伝えしていきます。

なるべくわかりやすく読みやすいように、当事者としての私の経験やこれまでの相談者の方々の事例をもとに書いていきます。「自分にとって必要な情報はどこかな？」という気持ちで読み進めてみてください。

☑ 第2章

「外食が苦手」を克服するために私たちがやってきたこと

自分だけの誤った前提を突き止める

「積極的に会食に出向いても治らない！」と感じたら

第1章の最後に「克服のための3つのポイント」を挙げました。

①正しい手順で会食の練習をする
②前向きな考え方を身につける
③フローで過ごすための習慣を身につける

第2章ではこれをより詳しく解説し、続く第3章で、よくある会食恐怖症のケース別の対処法をご紹介していきます。ここからはぜひ、実際に私のカウンセリングを受けているような気持ちで読み進めてみてください。

第1章でお伝えしたとおり、会食恐怖症は会食を回避しているうちは治りません。ですから、実際に会食に出向いて練習をすることがとても大切です。

ここで多くの方は「会食に慣れることが大切なんだ」と考えるのですが、それは半分正解です。ただ、実のところ、ここには重要なもう1つのポイントがあります。もし、「会食に積極的に出向いているのに治る気配がない！」と感じている人がいるとするなら、それはこのポイントを踏まえることができていないからです。

そのポイントとは、出向いた会食が「誤った前提」を変えるためのものになっているか、というものです。「前提」とは信念、固定観念、思い込みなどとも言い換えられますが、わかりやすく言えば、会食恐怖症を発症させる根本的な原因となっている間違った考え方のことです。

どういうことか説明しましょう。まずは誤った前提によって会食恐怖症が起こるプロセスをわかりやすく解説したフローチャートを紹介します（63ページ）。

もしここで「残さず食べないと怒られる！」という前提ではなく「残しても誰も怒らない」という前提に変えることができれば、（３）以降のことは起きませんから、症状は出なくなっていくのです。

「残さず食べないと怒られる！」以外によくある誤った前提が「食べたら気持ち悪くなり吐いてしまうかもしれない」「食べるスピードを周りに合わせないと迷惑だと思われる」「食べているときの身体（手足や首）が震えているところを見られたら、みっともない」などです。一口に「会食恐怖症」といっても、どんな誤った前提を持っているかは人によって異なります。

会食恐怖症の発生プロセス

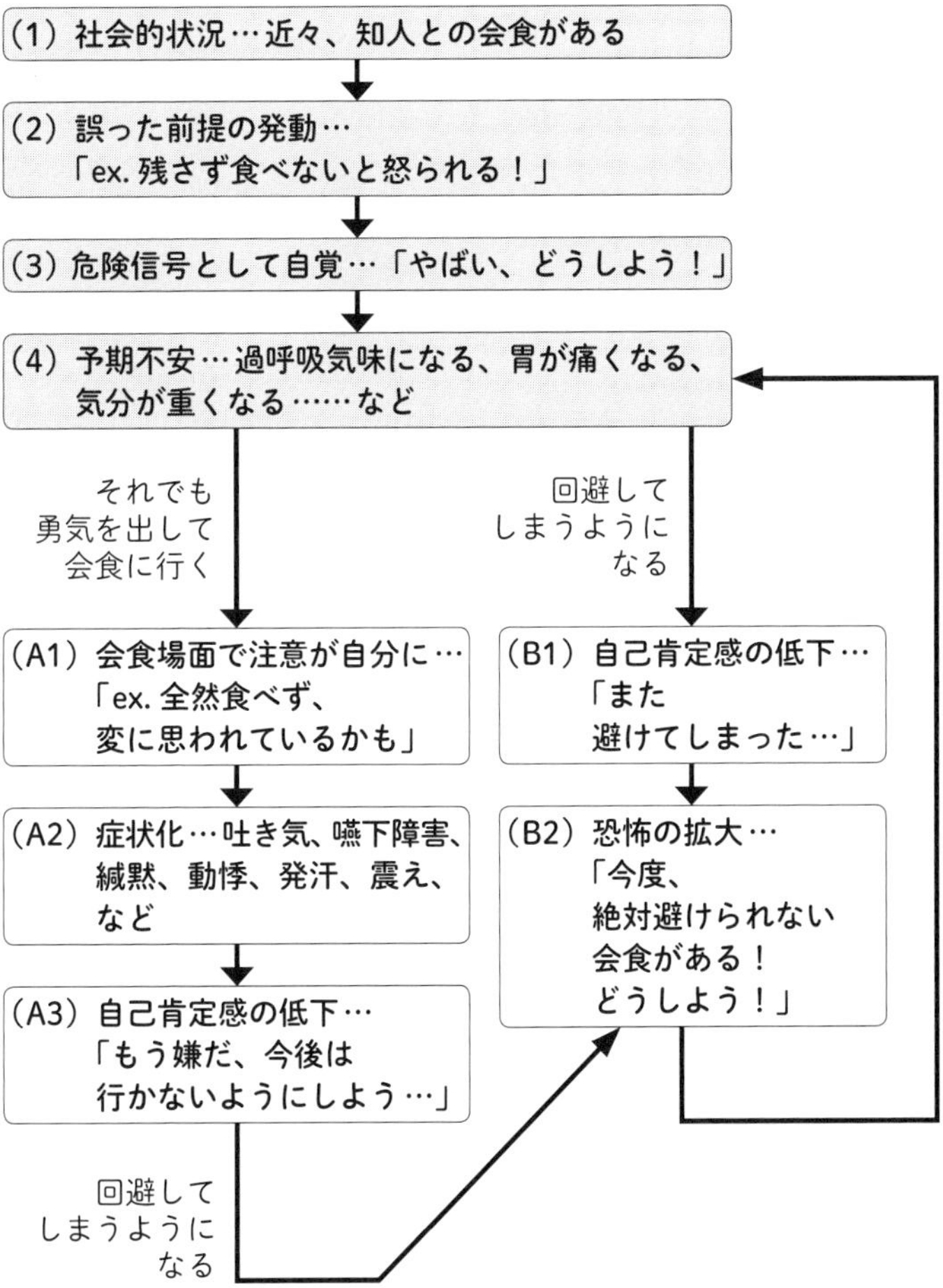

練習の目的を間違っていませんか？

このように、ただ「会食に慣れる」という目的のためだけではなく、これらの前提を改めるための練習として会食に臨むことが大切です。

そして、ここからが重要です。「残さず食べないと怒られる」という誤った前提を変えるのであれば「残さず食べるように努力する」のではありません。むしろ「人前であえて少し残してみる」ということが大切になります。それを実行してみたとき、周りの人が特に怒るようなことがなければ「自分の思い過ごしだったんだ」「多少残しても大丈夫なんだ」といったように、前提を改めるきっかけが得られますよね。

ほかにも、嘔吐への恐怖が強いケースで「食べたら気持ち悪くなって吐いてしまうかもしれない」という誤った前提を持つ人は、「気持ち悪くならないように対策をする（満腹になるほど食べない、食べた後すぐに動かない、なるべくお腹を空かせて会食に臨む、体調を万全に整えようと過剰に意識する、など）」ことが大切なのではありません。

むしろなるべく事前の対策や準備をすることをやめて「少し気持ち悪くなったけど、吐かなかったから大丈夫なんだ」と思えるようになることが大切なのです。

このような形で「誤った前提を変えていくための会食の練習」をしていくことこそがとても重要なのです。「練習のために会食に積極的に出向いているのに良くなる気配がない」と感じている人は、このポイントをあまり意識せずに「会食に慣れる」という目的のためだけに練習に臨んでしまっているからと言えます。

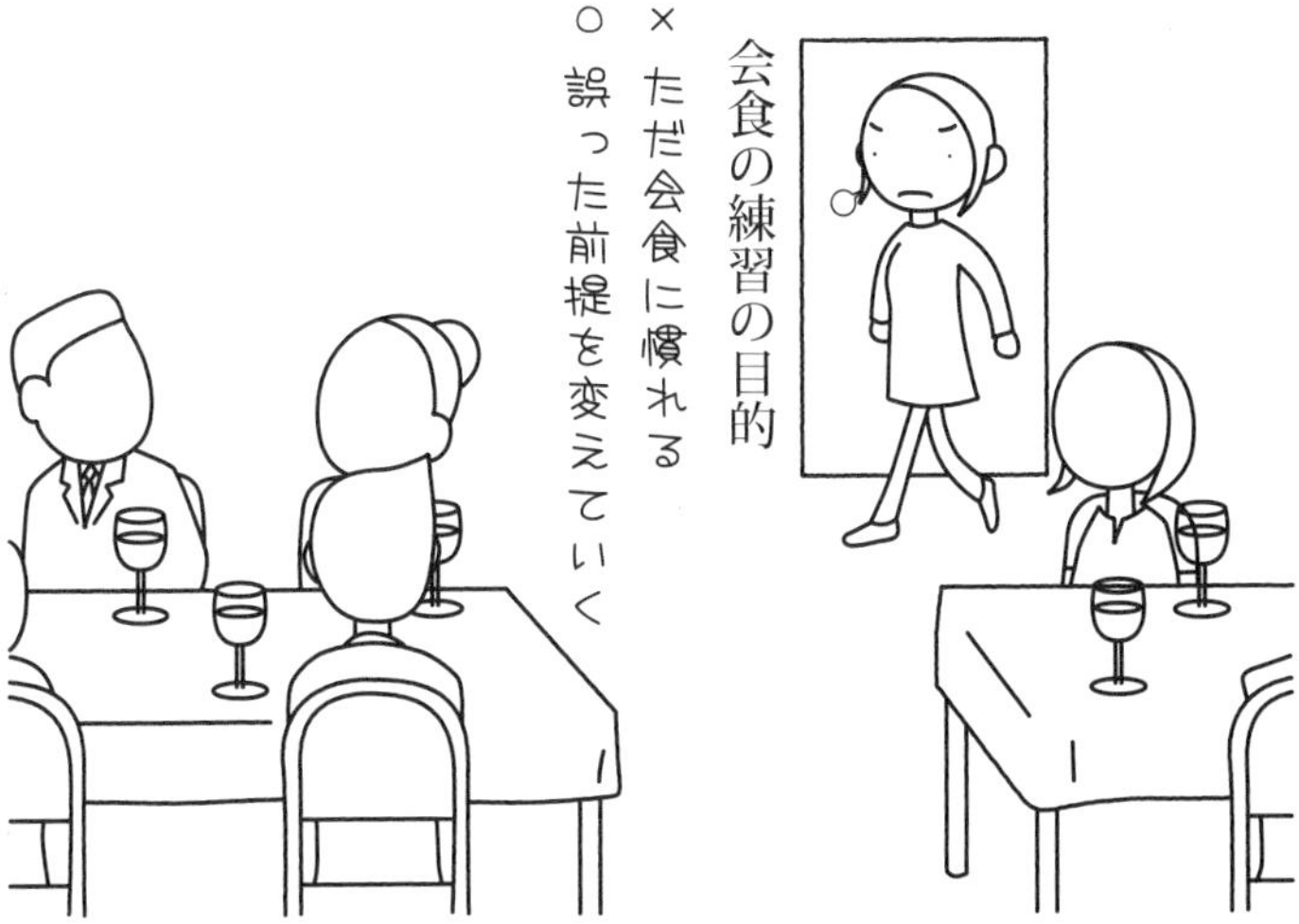

会食の練習の目的
× ただ会食に慣れる
○ 誤った前提を変えていく

段階的なトレーニングで「誤った前提」を改善する

トレーニングメニュー作成の3ステップ

それでは実際に「誤った前提」を変えていくための段階的なトレーニングメニューを作ってみましょう。

なお、なぜ私がトレーニングメニューの作成を推奨しているかというと、自分が行う練習について事前に考えておいたほうが、自分が行動していることをイメージしやすく、実際の行動につながっていきやすいためです。

段階的なトレーニングメニューの作成には、次の3つのステップがあります。

ステップ1　自分が持っている「誤った前提」を確認する
ステップ2　「誤った前提」の改善につながる行動を書き出す
ステップ3　その行動を難易度順に段階的に分類して並べてみる

これからより詳しくお伝えしていきます。

自分が持っている「誤った前提」を確認する

まずは、自分が持っている「誤った前提」を確認してみましょう。

たとえば、会食恐怖症に悩んでいた当時の私が持っていた「誤った前提」は、次のようなものでした。

・残さず食べないと怒られるかもしれない
・周りに食べるペースを合わせなければならない
・特に男性はたくさん食べる人のほうが偉い（少食な人はダメな人）
・食べないことを周りに心配されるかもしれない

今考えれば、「そんなことはなかったのに」ということばかり。とはいえ、現在進行形で会食恐怖症に悩んでいる方であれば、きっと共感できる部分が多いはずです。

そのほかの誤った前提の例としては、次のようなものがあります。

・お腹いっぱいになると気持ち悪くなってしまうかもしれない
・空腹でいると気持ち悪くなってしまうかもしれない
・吐いてしまったら周りの人は引いてしまうかもしれない
・好き嫌いが多いと周りに白い目で見られるかもしれない
・食べ方が変だと周りに白い目で見られるかもしれない

・食事中に身体（手足や首）が震えたら、みっともないと思われるかもしれない
・楽しそうに食べていないと、つまらないと思われるかもしれない
・自分の咀嚼音《そしゃくおん》は他人に不快な思いをさせているかもしれない

「誤った前提」の改善につながる行動を書き出す

先ほど書き出した変えるべき誤った前提を踏まえ、今度は「実際にどのような行動をしていくか」を書き出していきます。

たとえば「残さず食べないと怒られるかもしれない」という前提を持つ人は、「残さないこと」を目指すのではなく「残しても大丈夫と思えること」が大切だということは、先ほどお伝えしたとおりです。

そのような場合には「一番仲の良い友人（○○くん）とラーメン店（ラーメン△△）に行き、醤油ラーメンを注文し、半分だけ食べたときの○○くんと店員さんの反応を見

てみる」というような行動が、「残しても大丈夫なんだ」と思えることにつながります。

会食恐怖症に悩んだ経験がない人の中には、積極的に食べ物を残すことに抵抗を感じる方がいるかもしれません。ですが、**「残すことへの抵抗」がなくなれば症状は出にくくなり、リラックスした状態になり、食欲が湧き、結果的にたくさん食べられる**ことにつながります。ですから、これは「残さず食べられるようになる」ためにも有効な練習なのです。

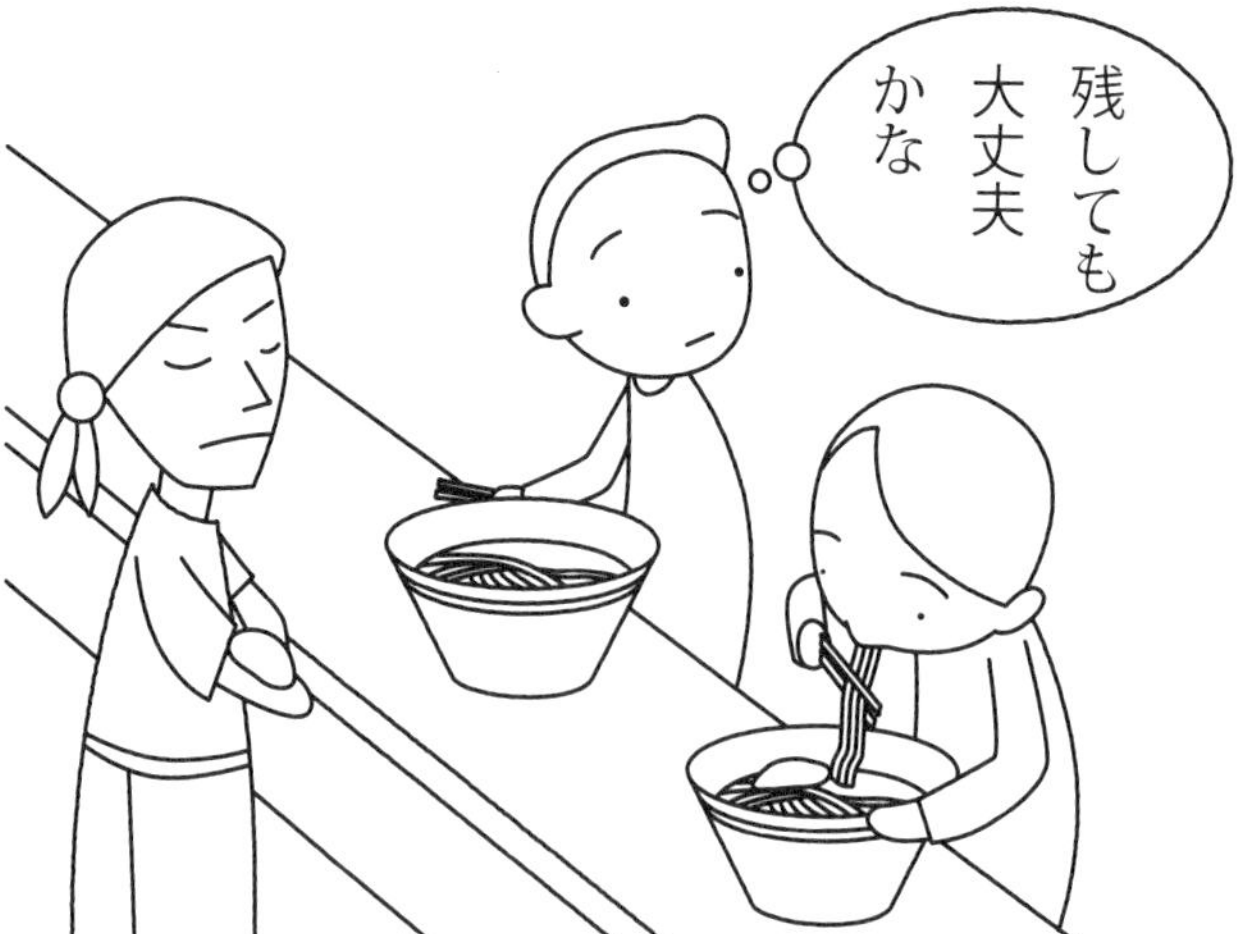

ほかにも、たとえば「肉類や脂っこいものを食べると、気持ち悪くなって吐いてしまうかもしれない」といった前提を持つ方がいるとしましょう。このような場合は「一人で近所のファミリーレストランに行き、ハンバーグを食べてみて、吐かないことを実際に確認する」といった練習が有効です。もちろん、いきなりハンバーグは厳しいという場合もありますから、そこは自分が感じている不安の大きさによって調整することが大切です。

さらに、嘔吐への恐怖が強い方の場合は「気持ち悪くならないための準備をやめてみる」という行動も検討してみましょう。「嘔吐恐怖症」と呼ばれるものがあるとおり、私は、嘔吐恐怖と会食恐怖症は密接に関係していると考えているので、本書でも多少取り扱っていきます。

嘔吐恐怖は長期化しやすいものです。それは「安全確保行動」などと呼ばれる「気持ち悪くならないための入念な準備」が日常化してしまうからと言われています。そして、その準備が日常化してしまうことで「この準備をしたから不安がなくなった」

＝「これをしないと自分は不安になる」「これをしないと気持ち悪くなる」という考えが定着してしまいます。ですので、「気持ち悪くなるかもしれない」「吐いてしまうかもしれない」という思考パターンから抜け出すことができず、長期化していくのです。

気持ち悪くならないための具体的な準備とは、「不安を抑えるために頓服薬を服用する」というのがわかりやすい例ですが、そのほかにも次のようなものがあります。

- 賞味期限切れの食品は食べない
- 脂っこい食事をとらない
- ミントタブレット菓子やミントスプレーの常備
- マスクの常着
- 手洗いやうがいを必要以上にする
- 満腹にならないように注意する
- 空腹になりすぎないように注意する
- 食べた直後は動かないようにする

このような準備も、できるところから少しずつやめていくことが大切です。

その行動を難易度順に段階的に分類して並べてみる

誤った前提を改めるための行動を書き出したら、今度はそれを自分が感じる不安の大きさ（実行時の難易度）に合わせて、お店、食べるもの、時間帯、人数、会食相手などの部分を調整して、段階的に細かく分けていきます。

たとえば、当時の私の場合は次のように感じていました。

- **お店…初めてのお店は緊張しやすく、何度か行ったことのあるお店のほうが緊張しにくい**
- **食べるもの…定食など一人分が決まったメニューは挑戦しにくく、飲み物や単品だけなら挑戦しやすい**
- **食べる量（残す量）…ほとんど残すのは抵抗があるけれど、一口残すくらいなら抵**

抗はほぼない

・時間帯…ランチタイムなどの混雑する時間帯は緊張しやすく、客が少ない時間帯のほうが緊張しにくい

・人数…二人きりや少人数が一番緊張しやすく、大人数なら気が紛れて、まだ大丈夫（一人のときはだいたい大丈夫）

・相手…異性だと緊張しやすく、同性ならまだ大丈夫。年上だと緊張しやすく、年下だとあまり緊張しない

感じ方は人によって異なるので、あなたもぜひ一度考えてみてください。

これらのことを踏まえ、次のような形で段階的に並べていきましょう。それぞれ難易度の上限は１００に設定します。

（例１）

前提：残さず食べないと怒られるかもしれない

一人で近所のラーメン店に行き、一口くらいを残す【難易度10】
一人で近所のラーメン店に行き、半分ほど残す【難易度30】
同性の友人と近所のラーメン店に行き、半分ほど残す【難易度55】
同性の友人と定食屋に行き、半分ほど残す【難易度70】
会社の上司と定食屋に行き、半分ほど残す【難易度90】

（例2）

前提：周りに食べるペースを合わせなければならない

一人で空いている時間帯のラーメン店で、あえてゆっくり食べてみる【難易度10】
一人で混んでいる時間帯のラーメン店で、あえてゆっくり食べてみる【難易度40】
友人と時間に余裕のあるときのランチで、あえてゆっくり食べてみる【難易度60】
友人と時間に余裕のないときのランチで、あえてゆっくり食べてみる【難易度80】
上司と時間の余裕のないときのランチで、あえてゆっくり食べてみる【難易度100】

（例3）

前提：お腹いっぱい食べた直後に動くと、気持ち悪くなって吐くかもしれない

飲み物を飲んだ後、すぐ外出してみる【難易度10】

軽めの食事をとった後、外出してみる【難易度30】

満腹度50パーセント程度の量を食べた後、少し動いてみる【難易度55】

満腹度80パーセント程度の量を食べた後、少し動いてみる【難易度70】

ほぼ満腹の量を食べた後、外出してみる【難易度90】

このように並べたら、ハードルの低いものから順に実行していきます。

もちろん、最初にこのように決めたからといって、すべてこのとおりにやる必要はありません。あくまでも、会食恐怖症を克服するために自分がどんな行動をすべきかを明確にすることが、最も大切な点です。

練習の効果を上げる5つのポイント

必ず踏まえておいてほしいこと

実際に行動をしていく際には、効果を上げるために必ず踏まえてほしいポイントが5つあります。

①比較的ハードルの低い目標から始める
②同じことを何度も繰り返して効果を実感する
③行動の実行頻度をなるべく高くする
④常に自分を高く評価して周りや普通と比較しない

⑤やる気が起きないときは無理にやらなくていい

こちらも具体的にお伝えしていきます。

①比較的ハードルの低い目標から始める

一番大切といっても過言ではないのが、焦らずに比較的ハードルの低い目標から実行することです。

よくある相談の例には、次のようなものがあります。

「これまでほとんど外食を避けてきた私でしたが、先日友人からランチの誘いがあり勇気を出して行ってきました。しかし、そこではやはり不安や緊張で食事が喉を通らずに食べることができず失望しました。その友人にも心配をかけてしまいましたし、やっぱり私は治らないのでしょうか……」

このようなことが起きるのは、実は当たり前のことです。それは相談を寄せてくれた方が悪いのではなく、ただやり方が悪いだけ。ですから、心配したり、過度に落ち込む必要はありません。

なぜなら、克服のために大切なことは「ハードルの低いところから段階的にやっていく」ということだからです。

私自身が会食恐怖症に悩んでいた時期も、飲み会に頻繁に参加する→信頼できる友人と外食を頻繁にする→バイトのまかないで練習する→初対面の人との会食に行く、というように段階的に練習を進めていきました。

そのほかにも、私のカウンセリングを受けて会食恐怖症を克服され、今では普通に異性との外食デートを楽しめるようになった女性がいます。

その方は当時、外出することに対する恐怖も抱えていました。そのため、私が行った最初のアドバイスは、「『一歩外に出たらＯＫ』ということにしてみてください」というものでした。その次は「『このお店なら行けるかもしれない』と思えるお店の前に行って、自分がおいしそうに食べているイメージをしたら帰ってきてください」とアドバイスしました。

さらに、強い嘔吐恐怖も抱えていた彼女は、彼女自身のアイデアで「常備していたミントのタブレット菓子をカバンの取り出しにくい場所に移し替える」というところから実行していきました。

最初はその程度の〝スモールステップ（小さな一歩）〟から始めるほうが、長期的に見ると効果は上がっていきます。焦らずに比較的ハードルの低いところから実行すること。このことを忘れないでいてください。

②同じことを何度も繰り返して効果を実感する

同じ練習を何度も繰り返していくことも大切です。なぜなら、同じことを実行することで「あれ？　前よりも不安や緊張が少ないぞ」という変化を実感でき、その実感がさらに前向きな気持ちや行動を引き出し、克服へとつながっていくからです。

私自身も、たとえば「飲み会に参加する」ということが１回できたら、次のステップに進むのではなく、それだけを１ヶ月間集中して行いました。勉強をするときに同じ参考書を何度も繰り返し行うことが大切なように、同じことを集中的に繰り返すことは効果を高めるために大切です。

また、私が主催している克服のための講座では「みんなでご飯を食べる練習」を積極的に取り入れています。そこでは、「あえて前回（１ヶ月前）と同じ店に行く」こともよくあります。すると「前に来たときよりも不安や緊張が少なく、食べられた！」という人がほとんど。そのため「会食に積極的に行けば良くなるんだ」ということをより実感できるわけです。

③行動の実行頻度をなるべく高くする

より克服のスピードを上げたい場合は「克服に向けた行動の実行頻度をなるべく高くする」ことを意識してください。

私の場合は、最初は「食事会に行く」ところから始めましたが、どれくらいの頻度で実行していたかというと「最低でも週に半分は食事会があり、多い週は5回」という高頻度でした。それはちょうど大学に入学したばかりの時期で、歓迎会などが多かったからこそ実現できたのですが、このペースで1ヶ月ほど練習を繰り返していると、「食事会に行く」という行動自体にほとんど緊張を感じなくなったことを覚えています。

その次の段階である「仲の良い友人との外食」も週に複数回行い、「バイト（でのまかない）」も週に何回か入っていたので、頻繁に会食や食べる練習を行えたことが、克服へとつながったことは間違いありません。

とはいえ、さすがに「週に半分～5回以上」という会食のペースは、通常であれば難しいことがほとんどです。ですので、まずは「なるべく積極的に会食に行こう」という意識を持つことが大切です。

④常に自分を高く評価して周りや普通と比較しない

次のポイントは考え方の部分です。常に自分を高く評価して「周り」や「普通」と比較しないこと。これがとても大切です。

スモールステップで克服に向けた行動をしていると、ときには「普通だったらこんなことにいちいち悩まなくていいのに……」などと、自分自身の状況を「周り」や「普通」と比較してしまうこともあるでしょう。

ですが、この気持ちは「苦手なことを克服しよう」という前向きな気持ちや行動があるからこそ生まれるものです。

ですので、自分を卑下《ひげ》する必要はまったくありません。

むしろ「苦手なことを克服しようと前向きに行動している自分には、ものすごく大きな価値がある」と捉えてください。このような考え方の部分は、会食恐怖症の克服のためにかなり重要な役割を担うことになりますので、以降も折に触れて取り上げていきます。

⑤やる気が起きないときは無理にやらなくていい

最後は「やる気が起きないときは無理にやらなくていい」ということです。

会食恐怖症を克服するために、必要な行動をと考えて実行してきたけれど、ちょっと嫌なことがあったり、体調を崩したりしてやる気が出ない。そんな時期もきっとあるでしょう。そんなときは無理に練習をする必要はありません。自身の気力と体力を回復させることを最優先に考えてください。

これはそれほど難しい話ではありません。たとえばスポーツ選手でも、怪我《けが》をした状態で試合に出場すれば、さらに故障箇所を悪化させる危険がありますよね。運が悪ければ、選手生命に関わるような致命傷を負いかねません。そのため、怪我をしたときはゆっくり休んで身体を回復させ、また練習を重ねて試合に復帰することが重要になります。

会食恐怖症の克服もこれと同じです。やる気が起きないときは、気力や体力を回復させることを優先させてください。

逆に、気力や体力が充実しているときには、予定していた実行プランの段階を飛ばしてしまいたいときがあるかもしれません。そのようなときは自分の状態に合わせて、臨機応変にプランを変更してもかまいません。

大切なことは、会食恐怖症を克服するために、新しい自分になるために、前向きに行動していきたいという気持ちを、日常生活の中でいかに多く持てるかです。そのような充実した気持ちのあり方を、私は「フロー状態」と呼んでいます。一方で「克服のために行動しなきゃ」というように「○○じゃなきゃ」「△△でなければ」という思考は、フロー状態とは反対の「ノンフロー状態」につながります。

やる気が出ないときは無理しない

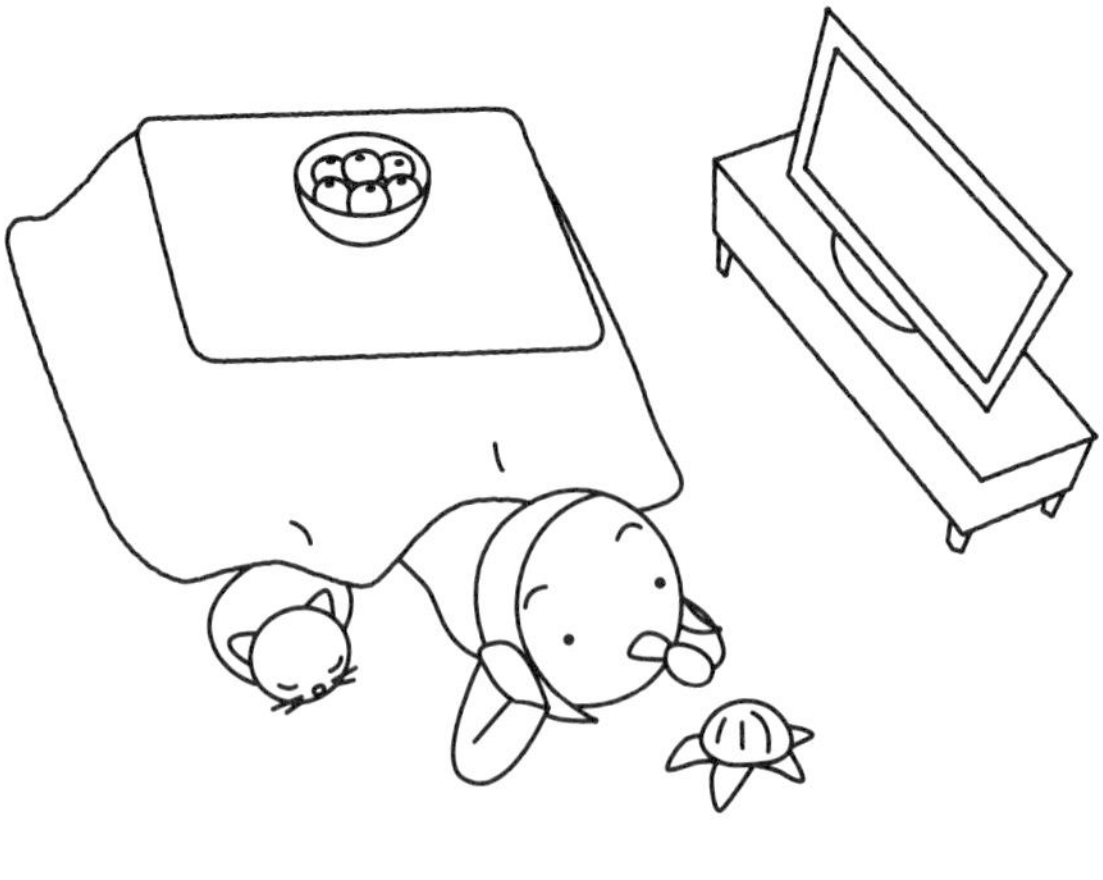

「ノンフロー状態」での行動は心の状態を無視した行動ですので、疲弊していき、結果として長く続けることができません。また、長く続かなければ克服に至ることはできません。ですので、フロー状態を保つための考え方や日常で見直したい習慣などを、次の項目でお伝えしていきます。

すぐに良くならなくても大丈夫

会食恐怖症克服のステージ

一般的な社交不安症の克服をわかりやすく定義するなら、「（多少の不安はあったとしても）通常の社会生活が送れるようになること」と言えます。これを会食恐怖症にあてはめると「会食に行くときに多少の不安があっても、問題なく会食を済ますことができること」となります。

たくさんの方と一緒に会食恐怖症の克服を目指してきた私が思うのは、そのレベルであればほとんどの人は克服できるということです。なぜなら、そもそも会食恐怖症が悪化したり長期化したりするのは、これまでお伝えしてきたとおり、会食を避けることが習慣化してしまうからです。

その悪い習慣は、これまでお伝えしたポイントを踏まえ、積極的に会食に出向くだけで断つことができ、その結果として状態は快方へと向かいます。

その一方、会食恐怖症に悩む方の多くが望んでいるのは、「みんなと同じように楽しく会食をしたい」ということです。そのようなことから私が考えるのは、会食恐怖症の克服にはステージ（段階）があるということです。

具体的には、次のようなものです。

克服のステージ0　会食に行くことができず、通常の社会生活を送れない

克服のステージ1　多少の不安はあっても、会食に行けば大丈夫であることがほとんど（一般的な克服の定義）

克服のステージ2　不安がなく、純粋に会食を楽しみと思える

現在の私が「克服のステージ2」の状態で毎日を過ごせているように、私は多くの方がこの克服のステージ2にたどり着く手助けをしたいと考えています。そのために大切なことをお伝えする前に「症状改善までの経過」についてお話ししなければなりません。

症状改善の経過グラフ

下の図は症状改善までの経過のイメージを表したものです。

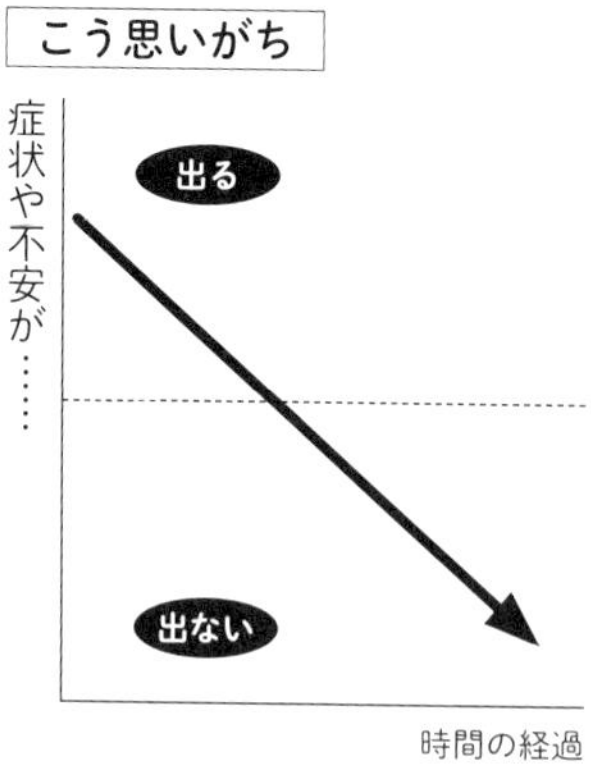

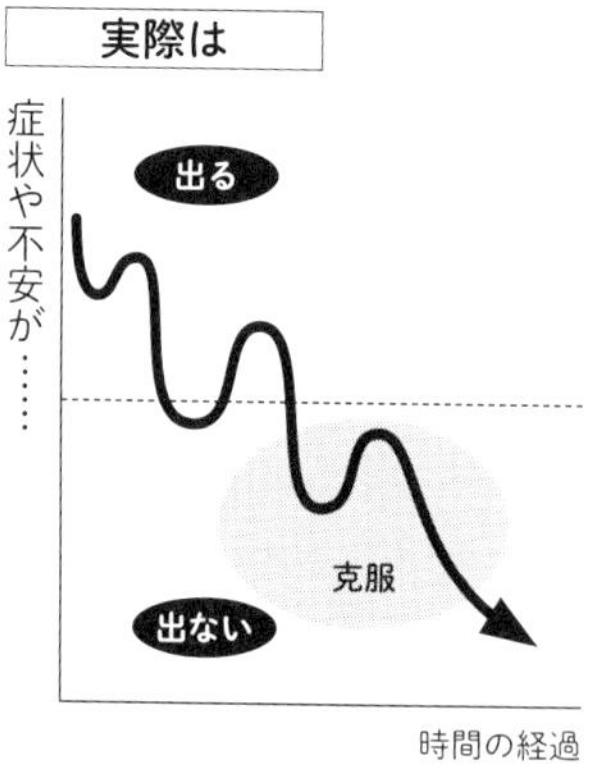

こちらでお伝えしたいのは、克服のためのアプローチを実行したからといって、時間の経過とともに目に見えて良くなるわけではないということです。これは言い換えれば「症状の改善は波を繰り返しながら前に進んでいく」ことを意味します。

ですので、克服に向けた練習を続けていく中では、「波があっても大丈夫」と考えてください。このような経過が起こることを知らないと、多少状態が悪くなっただけで、「やっぱり私は克服できない」と必要以上に落ち込んでしまうことにもなりかねません。ですが、落ち込むことは「ノンフローな状態」です。その状態では快方に向かうことが難しいのです。

ですので、少し状態が悪い時期が来たときは、「経過には波がある。これは自然なこと」「次の段階に上がるためには一旦下がる必要がある」といったくらいに捉えて、深く落ち込まないことが重要です。

発症から克服までに私がたどった道

「山口さんは、どのような経過で会食恐怖症を克服したのですか?」

よく、このようなメールをいただきますが、私も実際に、波を経験しながら良くなっていきました。

私が発症したのは、高校1年生の部活動の合宿のときです。その後は次第に会食機会を避けるようになっていきました。家族での外食や親友とのお昼ご飯などは、比較的調子が良いときは何とか食べることができましたが、野球部のメンバーを含めて、それ以外の人との会食は、できる限り回避していました。また、部活の合宿や遠征の日程が迫ると、決まって何日も前から不安で気持ちが重く、身体もだるく、気が滅入ったような状態が続きました。

やがて高校3年に進級した私は、部活を引退して大学受験期間へと入っていきました。受験のストレスで症状が悪化してしまう人は多いのですが、私の場合はどちらかというと症状は緩和していたと思います。それは、結果的にその大学には進学できませんでしたが、入りたい大学を見つけて、受験に対してポジティブな感情を抱いていたからです。高いモチベーションで勉強に励むことができていました。

大学進学後は念願の一人暮らし生活をスタート。親子関係におけるストレスがほとんどなくなった影響もあったのでしょう。私の気持ちはさらに充実度を増し、「新しい人生を始めよう」といった意欲で、まずは積極的に歓迎会（食事会）に顔を出すようになりました。この時期はかなり頻繁に会食へ出向いていたので、「会食に行く」ことへの恐怖はなくなっていきました。また、高校時代からの親友ともよく外食をしていました。

そんなときに先輩から紹介されたバイト先が飲食店だったのです。

飲食店で働くと「まかない」が出ることが多いのですが、先述したように、最初は私もまったく食べられませんでした。
しかし、バイト先のまかないが会食の練習となったことで、一人分の量が決まった定食のような食事への抵抗感が少しずつなくなっていきました。

　また、飲食店で働いていると、自分が想像していた以上にたくさんの人が食べ残して帰っていくということもわかりました。そのことも「食べ残しをしてはいけない」といった「誤った前提」を変えることに役立ったのかもしれません。

　その後は、当時付き合っていた恋人

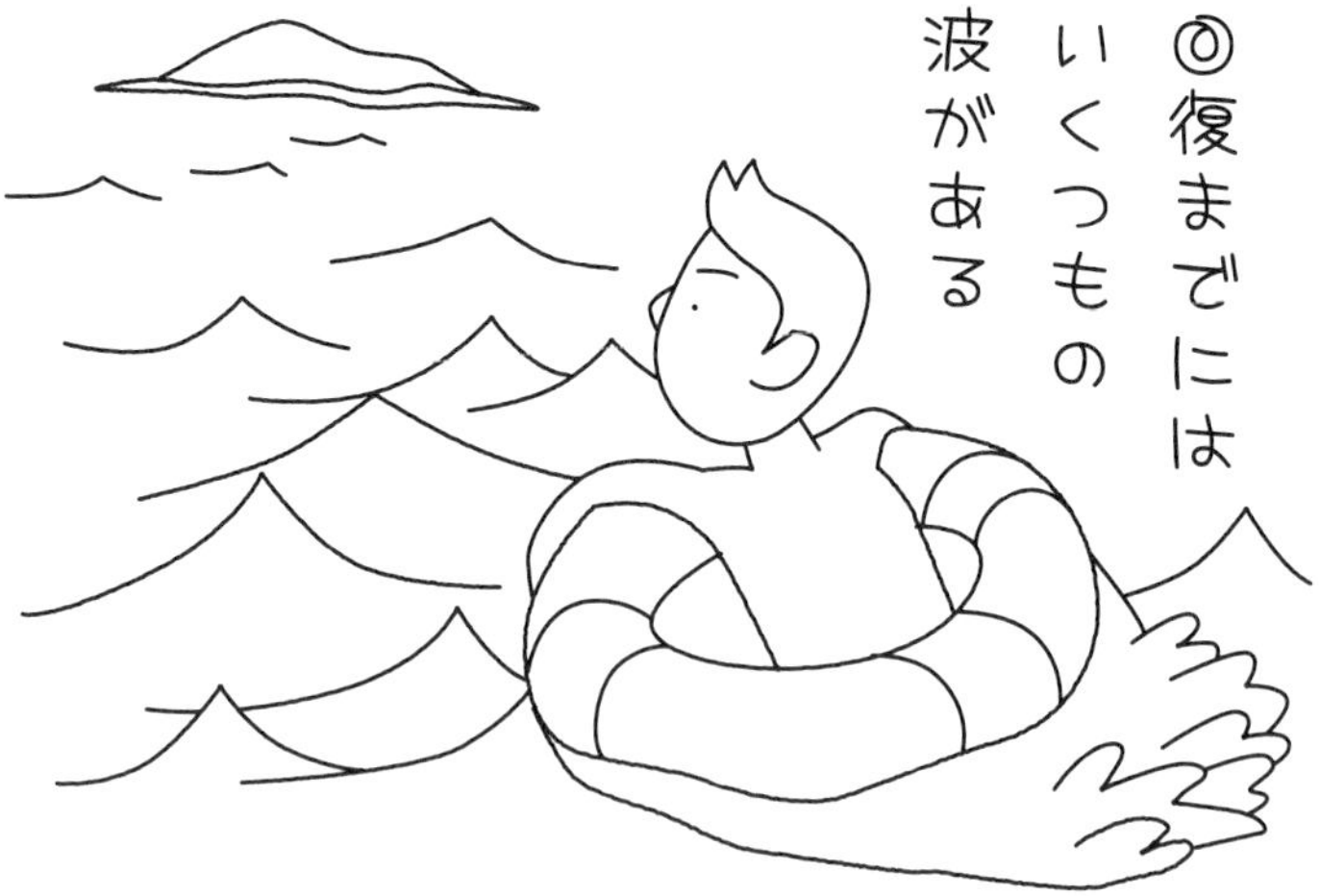

との食事デートを普通に楽しめるようになるなど、私は会食恐怖症をほぼ克服したと思っていました。しかし、家を引越したりバイト先を変えたりといったように、新しい環境に移ったときに、会食恐怖症を再発してしまうこともありました。社会に出た後は、初対面の方や目上の方との会食の場面で食べられなくなることもありましたが、どちらの場合もその環境に慣れることでやがて普通に食べられるようになりました。そして今では「おいしいお店を探す」ことが趣味の1つになるほど、会食を楽しむことができています。

克服に役立つ考え方・行動を取り入れる

鏡を見られないほど自分が嫌いだった私

第1章では「克服のための3つのポイント」の2つ目として、「前向きな考え方を身につける」を挙げています。私はもともとかなりのマイナス思考の持ち主で、自分にまったく自信を持てない子どもでした。また、私は鏡を見ることが大の苦手で、鏡を見ることができる人を尊敬していたほどでした。それはつまり自分のことが嫌いだったから。「ありのままの自分でＯＫ」などとは到底思えず、自己肯定感も低い状態でした。

このように自己肯定感が低い状態では、ちょっとネガティブな経験をすると、必要以上に深く思い悩んだり、傷つきやすくなります。それゆえに「自己肯定感」とは「心の免疫力」と言い換えられ、これを高めていくことは会食恐怖症を克服するためにとても有効に働きます。そのために特に大切になってくるのが「どのような考え方をするか」です。

気持ちを高く保つ雛形を増やす

たとえば、「会食恐怖症を克服するために会食に行ってみたけれど、気持ち悪くなってしまった」という経験をあなたがしたとします。このときどう考えるかは人それぞれです。

これから良くなっていける人の考え方は、たとえば「苦手なことにチャレンジして、克服しようとしている意欲が素晴らしい」であるとか、「もともと苦手なんだからうまくいかなくても当然！　大事なのはこれからだ！」といったところでしょう。

ところが、もともとマイナス思考の持ち主であった私は、「また気持ち悪くなってしまった……。やっぱり自分は会食恐怖症を克服できないんだ……」と考えてしまっていたのです。これでは「また会食に行こう！」という気持ちにはなれず、回避する機会が増えていきます。

そのマイナス思考を変えたいと思い続けてきた私は、大学に進学した直後から、心理系のプログラムやコーチングのプログラムを受講することにしたのです。当時、地方に住んでいた私は、往復5時間ほどをかけて、東京で行われるプログラムを学びに行くこともありました。

その成果もあって「こういうことが起こったときは、こういうふうに考えればいい」といった具合に、気持ちを高く保つための雛形《ひながた》が自分の中で増えていき、今ではかなり前向きな考え方ができるようになりました。その結果、自分に自信を持つことができるようにもなりました。第2章の残りの部分では、気持ちを高く保つためのベースとなる考え方をいくつか紹介し、第3章でケース別の考え方をお伝えしていきます。

前向きな考え方を身につけるコツ

100点からの足し算で人を見る

第一に大切なことは「自分を常に高く評価する」ということです。

私はもともと、人と会うとすぐにその人の欠点に目が行ってしまう、という悩みを抱えていました。これは私自身が「100点からの引き算」、いわば「減点方式」で自分のことを見ていたからです。その価値観は人を見る際にも投影され、相手の欠点ばかりが目についてしまっていたというカラクリです。

そのことを理解してから、私は意識的に「自分の良いところ」を見るようにしていきました。それと同時に、人の「良いところ」に目を向けるようになりました。「100点がベースの足し算」、つまり「加点方式」で自分や人を見るようにしていったのです。

100点がベースの足し算で人を見る考え方とは、「人は特別な何かを持たなくとも、それだけで100点であり満たされた存在である」というような考え方です。そしてこのような考え方を意識的に持つと、時間が経つにつれて自分も含めて人の良いところが見えるようになっていきました。

人の脳には「先に結論が決まっていれば、それを決定付ける理由が後から見つかる」という性質があると言われます。つまり「持ちたい考え方を持ってみると、その考え方が正しいという理由が後から見つかり、本当にそう思えるようになる」ということです。

本書では、会食恐怖症の克服はもちろんのこと、あなたがこれからの人生のさまざまな場面において、前向きでいられるための考え方をお伝えしていきます。気に入ったものからでいいので、ぜひ取り入れてみてください。

自分を大切な人のように扱う

「自分を常に高く評価することが大切だ」と言われても、最初はなかなか難しいものです。それは、自分に対するイメージがこれまでのあなたの考え方のクセ（思考の繰り返し）で形成されているからです。

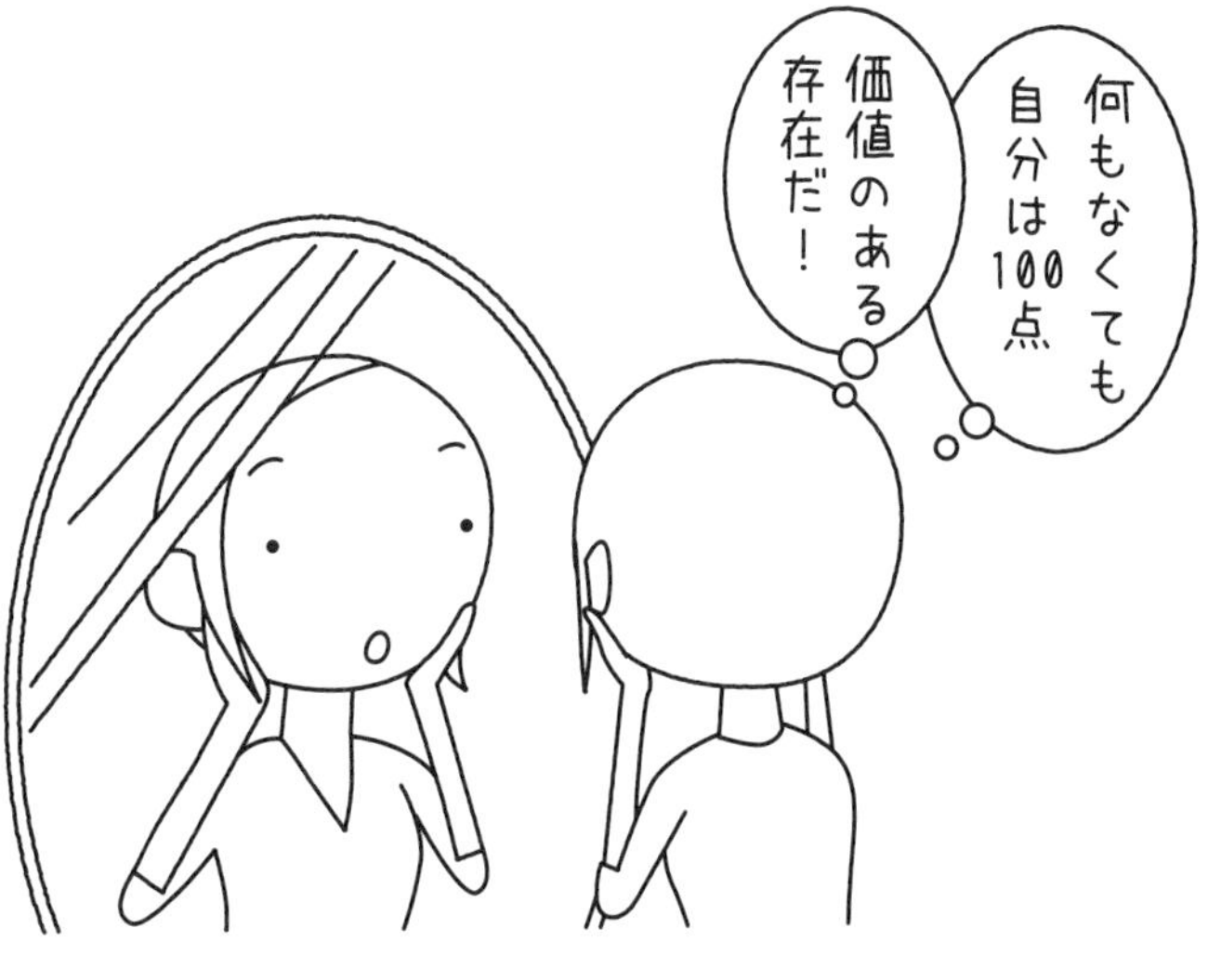

たとえばかつての私のように、ことあるごとに「自分が嫌い」と思ったり、実際に自分の欠点などを口にしている人は、そのような考え方や行動パターンが染み付いてしまっているため、すぐにそれを変えることが難しいというわけです。

ですので、毎日ちょっとずつ練習をしていくことが大切です。この練習法として私がおすすめするのが「自分を大切な人のように扱う」というイメージワークです。

まずはあなたにとっての大切な人を想像してみてください。家族、親友、恋人など、最もイメージしやすい人がいいと思います。

もし、その大切な人が会食恐怖症だったら、あなたはどのような声をかけますか？間違っても「人前で食べられないなんて、なんてダメな人なの？」とは言わないですよね。もし、そのようなことを口にしてしまえば、その人の自己評価はさらに低下し、症状が悪化してしまうかもしれません。

その一方、自分に対してはどうでしょうか？　そのような言葉をついつい投げかけてしまっていませんか？　かつての私がそうであったように、このような状態で症状が改善することはおそらくありません。

このように、自分の大切な人に言えばその人との関係性が悪くなるような言葉は、自分との対話においても決して選ぶべきではないのです。嫌なことがあって自分を卑下《ひげ》してしまいそうなときには特に、「自分を大切な人のように扱う」という考え方を思い出してほしいと思います。

「嫌なことを起こさないようにする」ということは、生きるうえで間違った方向性の思考パターンだと私は考えています。なぜなら、嫌な出来事とは、生きていれば誰にでも、必ず起きるからです。だからこそ、嫌なことが起こっても、それを「嫌なこと」というだけでは終わらせないことが重要です。すぐに前を向き、あるいはそこから何か学びを得る。そうなるための考え方を、身につけてほしいと思います。

生活習慣の見直しで練習効果を高めよう

気持ちを高める習慣を身につける

「克服のための3つのポイント」の3つ目として「フローで過ごすための習慣を身につける」を挙げています。ここでは具体的に何をどうすればいいかについてお伝えしたいと思います。

ちなみに私が克服に向けて努力をしていたときは、朝6時に起床し、当時受講していたコーチングプログラムのセミナーの音声を聞きながら、20分ほど家の周りをジョギングすることを習慣にしていました。「勉強」と「運動」というフロー習慣を続けていたわけです。

運動が身体の健康の維持に有効であることをあらためて指摘する必要はありませんが、勉強もフロー習慣の1つです。人は質の良い勉強をすると「なるほど！　こうすればいいのか！」「やってみよう！」と気持ちが充実していきます。このような効果を持つ勉強や読書などを習慣化することは、とても有効です。

ちなみに、気持ちが高まる勉強か、そうではないかの差は「その勉強をする目的意識がハッキリしているかどうか」、または「その目的は自分が決めたものかどうか」です。今、何か勉強をしているけれど気持ちを充実させることができていないと感じている方は、この部分を見直してみてください。

また、私はもともと野球をやっていたので、運動にそこまで苦手意識はありません。むしろ身体を動かすのは好きなほうです。しかし、会食恐怖症に悩む方の中には、運動には苦手意識があって気が進まない、という方も多くいらっしゃいます。

そこで、私が一番おすすめしているフロー習慣が、「半身浴」です。「運動」「勉強」「半身浴」のうちのどれか1つを選ぶなら、私は必ず「半身浴」をプッシュします。

毎日15分以上の半身浴を習慣に

私がなぜ、半身浴をおすすめするかというと、それは身体を半強制的にリラックスさせることができるからです。具体的には入浴をすることで体温が上がり、血の巡りが良くなり、汗もかくと、心身ともにリフレッシュできます。つまり、お風呂に入ることでリラックス状態へのスイッチがオンになるというわけです。

いつもシャワーだけで済ませている人はなおさら、15分以上の半身浴の習慣を取り入れてみてください。その際、身体を撫でるようにマッサージするのもおすすめです。特に夏場など、空調の影響で自律神経が乱れやすい時期ほど、しっかりと半身浴を行ってもらいたいと思います。

ちなみに、私が半身浴をするときは、お湯は心臓より低く、肘が浸かるくらいの高さにします。身体を早く温めるために、バスソルトや日本酒などを入れています。半身浴中は、なるべく何も考えず、リラックス状態を保つようにしています。

このような習慣があるかどうかはとても大切で、私は会食恐怖症の相談に来る多くの方に半身浴をすすめています。これまでほとんど毎日シャワーで済ませていた方からは「お風呂に入るようにしただけでこんなに変わると思わなかった」という感想をいただくこ

フローで過ごせる行動を習慣化する

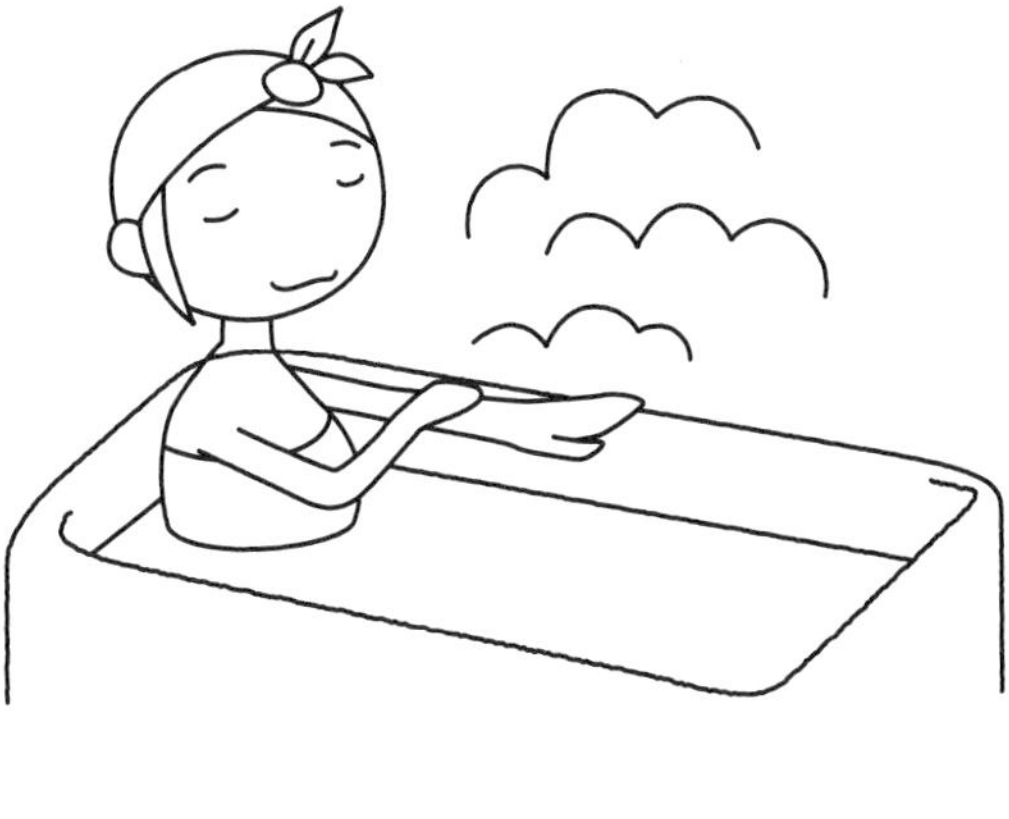

ともあります。とても効果的な習慣ですので、ぜひ取り入れてみてくださいね。

第2章は以上です。第3章は、いよいよ実践編です。実際によくあるケースなどでの対処法をご紹介しながら、会食恐怖症の克服に役立つ情報をお伝えしていきます。

第3章

よくある シチュエーションに 対処する

不安や症状は「どうにかする」より「受け入れる」

不安の性質を知ろう

「会食恐怖症を克服するために、段階的に会食に挑戦してみよう！」

そのように考え、実際に行動する際に感じる不安はやはり大きいものだと思います。もちろん、その不安を軽減させていくために行動するわけなのですが、ときには「不安が大きすぎて逃げ出したい！」と感じることがあるかもしれません。

また、段階的に練習をしようと思っていた矢先に、急に避けられない会食機会が入ってしまったというシチュエーションも考えられます。そのような急な誘いを受けると心の準備ができず、なおさら大きな不安を感じてしまうことでしょう。

そのような状況でも不安を膨張させないために、まずは「不安の性質」について知りましょう。ここを理解できると、不安な気持ちをコントロールしやすくなります。

まず、「不安」には、心の中で大きく膨《ふく》らむと、何らかの症状として現れるという性質があります。また、不安は「どうにかしよう」と思えば思うほど大きくなり、「不安でもいいや」などと受け入れると落ち着いていくという性質もあります。

これは「眠れない夜」に似ています。眠れない夜に「明日は朝早いから、すぐに寝なければ」と思えば思うほど、逆に目が冴えてしまい、なかなか眠れなかったという経験をお持ちの方も多いでしょう。逆に、「今日はもう眠れなくてもいいや！」と開き直った途端に、急に睡魔に襲われて寝入ってしまい寝坊しかけた、といった経験を持つ方もいるでしょう。

不安の性質もこれと似ています。「やばい！　不安を抑えなければ！」と思ったり考えたりするほど、逆に不安は大きくなっていきます。そして、それが大きく膨らみすぎると何かしらの症状となって出てくるのです。

一方で、不安が襲ってきたときは、無理に抗《あらが》うよりも「不安だけど大丈夫。練習中だから失敗してもＯＫ」と、肩の力を抜くような感覚を意識すると、不安は次第に落ち着いていきます。

準備のしすぎで不安がエスカレート

これは会食以外の場面でも同様です。たとえば「人前で話すのが苦手」という方は多いと思います。私も基本的にはあまり得意なほうではありません。場をこなすことで多少は慣れてきましたが、今でもやはり緊張はします。

ただ、私が以前よりもうまく緊張に対処できるようになったのは、「うまく話そう」

と考えることをやめたからです。「うまく話せたら最高だけど、別にうまく話せなくてもしょうがない」とあきらめるようになると、むしろそのほうが適度に肩の力が抜けてうまく話せるようになりました。

以前の私は「緊張していることを口にするのはみっともない」と考えていました。ですが、それは自分が緊張を受け入れていない状態であり、そのことがさらに緊張度を高める原因となっていました。そのため最近では、緊張しているときほど「ああ、緊張するな〜」と口に出したりしています。口に出せるということは、その感情を自分自身が受け入れられている証拠。口に出さずに我慢しているときに比べると、過度に緊張することなくその場に臨めています。

また、以前にはこんな体験をしたこともあります。

かつて私は、セミナーなどを開催する際に、かなり入念な準備をするタイプでした。それは、以前通っていたプレゼンテーションや話し方を勉強するスクールで、講師の方が「話すのが楽しみだ！　と感じるくらい入念に準備をすれば緊張しない！」と言っていたのを鵜呑《うの》みにしていたからです。そのため、セミナーの数週間前から資料を作り込み、スクリプト（台本）を作って挑んだこともありました。

ただ、そのように入念な準備をしても、当日は尋常ではないほど緊張しましたし、終わった後にはどっと疲れを感じたことを覚えています。

そのように入念な準備が習慣になっていたあるとき、たまたま忙しい時期が重なり、いつものような準備ができなかったことがありました。私は「やばい！　全然準備できてない！」と大きな不安を感じながら本番に臨んだのですが、実際にセミナーに登壇してみると、これが意外とうまくいき、セミナー終了後には大きな達成感を得ることができました。入念に準備したときよりも、あまり準備できなかったセミナーを乗り切れたことで、私は大きな自信をつかむことができました。

特に嘔吐恐怖が強い方の場合には、気持ち悪くならないための準備が日常化してしまい、それが症状の長期化を招くということを先に書きました。実際、そのような準備をすればするほど、さらに準備はエスカレートしていきます。準備ができないときの不安は耐えられないほど大きなものとなり、より症状が出やすくなってしまうようです。ですから「準備はほどほどに」というのが理想的です。

そもそも、過度に「不安にならないための準備をする」ことは、不安を受け入れることができていない証拠です。そして、不安はどうにかしようとすればするほど、さらに意識がそこに向いてしまい、さらに大きく膨らんでいくという性質があります。

不安とは人間の本能に備わる大切な機能の1つです。ですから、不安にならない人はほとんどいません。不安との付き合い方は人それぞれ。その付き合い方のコツは「不安を受け入れる」ことでした。「不安はどうにかするのではなく、受け入れたほうが軽減される」。不安になったときにはぜひ、この言葉を思い出してみてください。

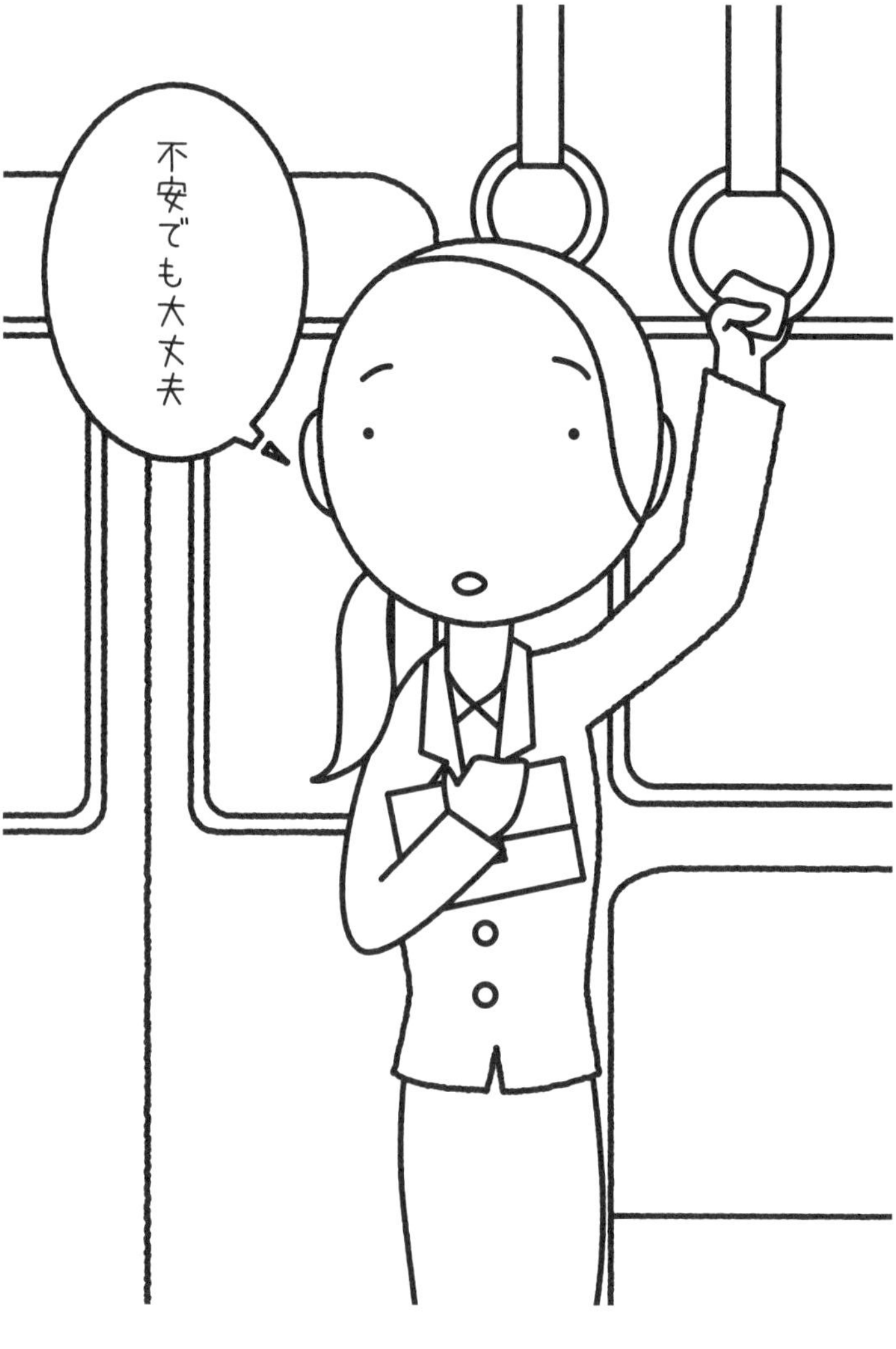
不安でも大丈夫

不安は前に進むエネルギー

不安な自分を俯瞰する

「不安になってきた！　どうしよう！」と不安に囚《とら》われると、ますます不安は大きくなっていきます。しかし、ここで見方を変えて「今の自分は不安を感じているんだな」と自分自身を俯瞰（客観視）できるようになると、不安は次第におさまっていくものです。

とはいえ、実際に不安に襲われた瞬間に「不安を感じている自分を俯瞰しよう！」と意識してみても、最初はなかなか難しいと感じてしまうことでしょう。そこで、私がおすすめしているのが、「不安を感じたときに何をするか」をあらかじめ決めておくことです。

これにはさまざまな方法があります。たとえば、スポーツ中継のように「山口選手、今ものすごい不安を感じているようです！」などと、不安を感じている自分を実況してみるというのも1つの手です。「不安になってきた！　どうしよう！」という囚われから抜けやすくなります。

ほかにも、講座の受講生の中で気に入ってくれる方が多いのが、壺《つぼ》を使ったイメージ法です。壺といっても、本物の壺を用意する必要はありません。不安を感じたら、まず頭の中で「不安を入れる壺」を取り出すイメージをしてください。その壺がイメージできたら「この不安というエネルギーを、自分の大切なときに使ってください」と宣言しながら、感じている不安という感情を壺の中に入れる作業をイメージします。

最初はなかなか慣れないかもしれませんが、不安という感情が湧き起こったときに、この壺のイメージ法を何度か繰り返してみてください。やがて、不安がこみ上げてきそうなときに「壺をイメージ！」という感覚が先にやってきて「不安になってきた！　どうしよう！」という感情に囚われにくくなっていきます。

不安の定義を変えよう

不安とはエネルギーの1つの形です。

いつもは勉強をあまりしないけれど、テスト前だけ勉強をがんばる子っていま

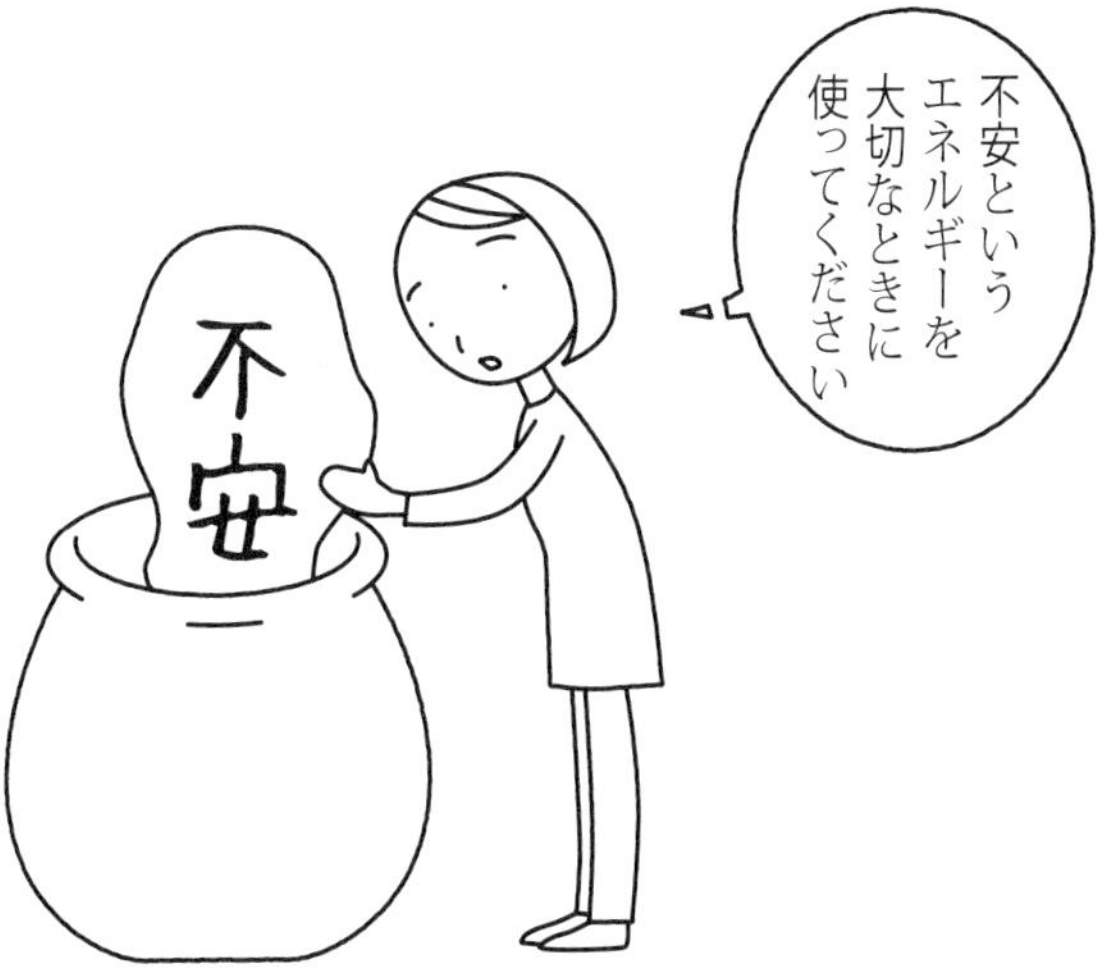

不安という
エネルギーを
大切なときに
使ってください
不安

すよね。実は、私もそういうタイプでした。そういう子は「テストが近づいてきた！このままだと赤点だ！」というように、不安があるおかげで「勉強しよう」という気持ちを持つことができているわけです。

このように、不安とは本来、前に進むエネルギー（原動力）に変換できるものでもあります。ただ、会食恐怖症に悩んでいる方が感じる不安は、そのエネルギーが大きすぎてコントロールできないことが問題であり、不安を感じること自体が問題なのではありません。

実際、相談者の方からこのようなメールをいただいたことがあります。

主治医に「不安なので不安の薬をください」と言ったところ、「あなたはどこまでの不安を取ってほしいのですか？　人はみんな不安を抱えています。不安は誰にでもあるものなのです。それまで取ってしまうのですか？」と言われて驚きました。不安をすべて取り除くことは良くないことなのだとわかりました。

不安はなくそうとするのではなく、受け入れたうえでうまく付き合うことが大切です。間違っても「不安になってはいけない」「不安を消そう」とはならないように注意してください。不安は捉え方次第で前に進むエネルギーにもなれば、自分自身をより深く知るための大切な「ものさし」にもなるのです。

自分以外のものに注意を向けて不安を軽減する

注意のベクトルはどちらに向いている？

「実際に会食に出向き、不安になってしまいそう」と感じたとき、それをうまくコントロールするための方法がもう1つあります。それは「注意の向け方を変える」というものです。ここでいう「注意」とは英語の「アテンション」のことで、「注目」とも言い換えられます。

どういうことか説明しましょう。会食中に不安が大きくなってしまう状態とは「相手に自分がどう見られているか」というように、注意のベクトルが自分に向いているときなのです。ですから、意識的に注意のベクトルを自分ではない別のものへと変えていくことが大切です。

具体的には、「料理はどんな味がするか」「どんな匂いがするか」「どんな食感がするか」というように、食べているものに注意を向けてもいいでしょう。あるいは「相手とどんな話をしようか？」というように、会話に注意を向けることも有効だと思います。

私がこれまで多くの方にアドバイスをさせていただいた中で、最も効果が上がったのは「食事中に相手との会話

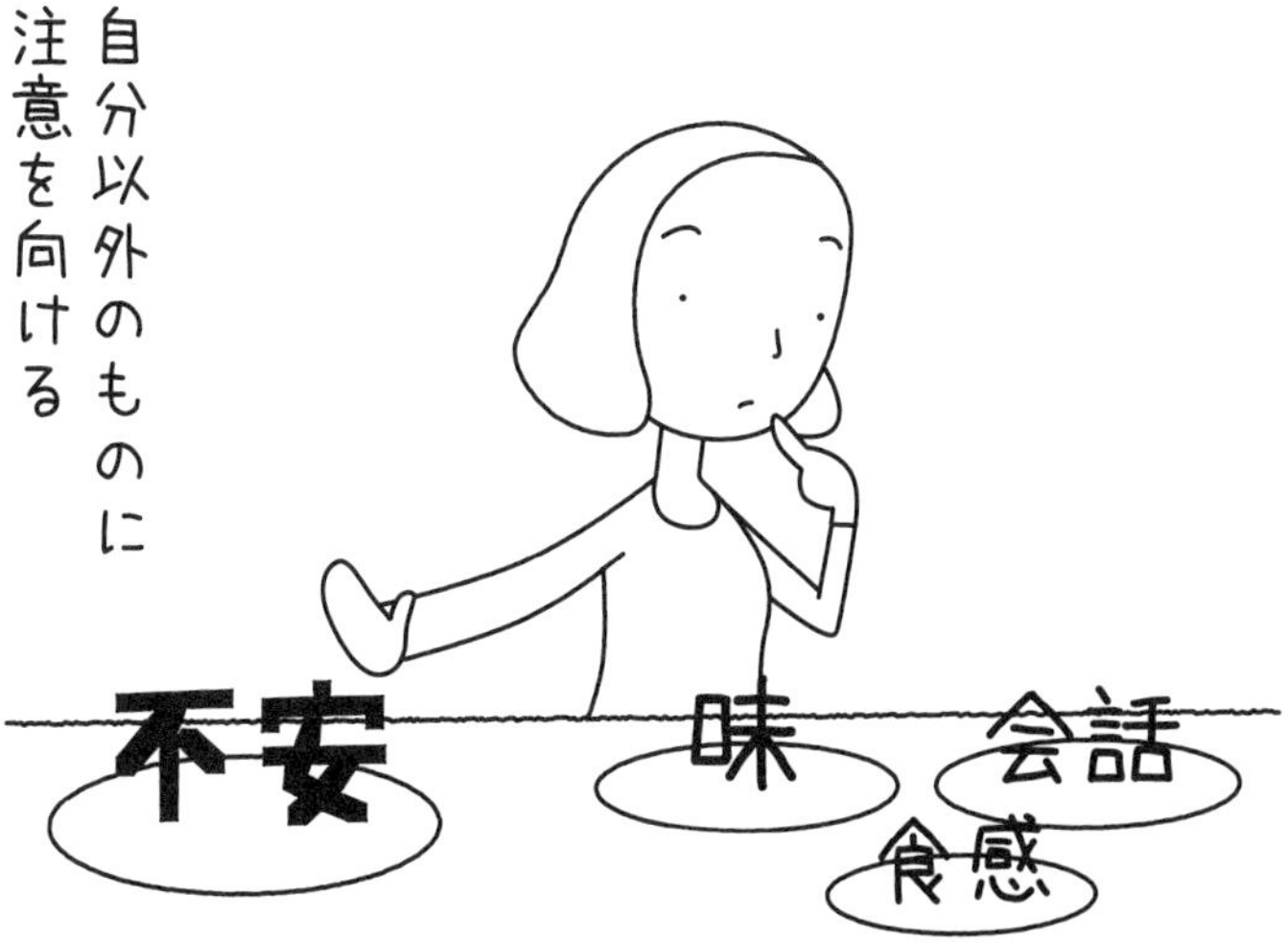
自分以外のものに
注意を向ける
不安
味
会話
食感

を楽しむ」という意識の向け方でした。

中には呑気《どんき》気味で、話そうと思うといつもより多く空気を飲み込んでしまうという方もいると思います。そのような方には「いつもより少し注意深く相手の話に耳を傾けてみる」ことをおすすめしています。

周りの人の良いところを見つける

また、この「自分以外のものに注意を向ける」は、会食時だけでなく、日常生活から意識したいところです。なぜならこれは、緊張しやすいさまざまな場面で、いつもどおりの力を発揮するために必要な意識だからです。

たとえば、人前で話をするときなども、「自分はうまく話せているかな?」と内側への注意の向け方をしていると、さらに緊張してしまうことがあります。しかし、「うまく相手に伝わっているかな?」というような、外側への注意の向け方であれば、緊張度は小さくなっていきます。これが無意識のレベルでできるようになれば、「自分はどう見られている？」という思考から抜け出して、自然体でいられるようになります。

私は、日常生活でできることとして、普段から「周りの人の良いところを3つ見つける」ことをおすすめしています。

これには大きな効果があります。まず、「この人の良いところはどこだろう？」と考えていると、自然と注意のベクトルが相手に向かっていきます。

さらに、人には自分の内面を相手に映し出す、「投影」と呼ばれる心理作用があると言われています。この考え方を応用すれば、相手の良いところ探しは自分の良いところ探しにもなるわけです。

私の講座では「自分が憧れている人を書き出して、自分のアイデンティティーの欠片《かけら》を集める」というワークをやってもらうことがあります。そのとき、たとえばAさんとBさんが同じ坂本龍馬を挙げたとします。Aさんは「行動力がずば抜けている」、Bさんは「人望がすごい」など、選んだ理由は人それぞれ違う場合がほとんどです。つまり、自分にもその才能があるからこそ、自分だけの理由を挙げることができるというわけです。

相手の良いところ探しとは、自分の良いところ探しの作業。そして、それは自分の隠れた才能の種を見つける作業でもあることを覚えておいてください。

しかも相手の良いところが見つかると、相手のことがもっと好きになっていきます。それを実際に伝えてあげれば、相手との仲はさらに深まっていくでしょう。その意味で、普段から「周りの人の良いところを見つける」ことは大きな効果のあるワークの1つです。ぜひ試してみてください。

一喜一憂せず行動したこと自体を評価する

2つの自己評価の基準

人は誰でも何らかの行動をしたときに、これからお伝えする2つのうちのどちらかの基準で自己評価をしています。このどちらの基準で自己評価をしているかは、会食恐怖症の克服はもちろん、人生全体の充実感にも大きく関わっていきますので、ぜひ知っておいてほしいと思います。その2つの基準とは次のようなものです。

①感情ベースの自己評価
②行動ベースの自己評価

①感情ベースの自己評価とは、そのときの感情に応じて物事の良し悪しを結論付ける自己評価の仕方です。一方、②行動ベースの自己評価とは、自分がどんな行動をしたかで物事の良し悪しを結論付ける自己評価の仕方です。

たとえば「プレッシャーのかかる仕事を今日終わらせた！」という状況があったとします。そのときに「感情ベースの自己評価」をしていると「今日は疲れたな。大変だったし、本当に最悪な1日だった」というように、物事の良し悪しがそのときの感情に左右されてしまいます。

一方、「行動ベースの自己評価」をしている人は、「今日は仕事を終わらせることができてよかった。充実した1日だった！」というように、そのときの気分ではなく、やり遂げたこと（行動したこと）が基準となって、物事の良し悪しが決まっていきます。つまり、同じ1日を過ごしたとしても、どちらの価値基準で自己評価をしているかによって、感じ方がまったく違ってくるわけです。

「会食恐怖症を克服しよう」と決意し、会食の席に積極的に顔を出し始めたときには、思い通りにいかないこともあるでしょう。

ですが、そのときに「思い通りにいかなくて、疲れた……」と、感情ベースの自己評価をするか、それとも「思い通りにいかなかったけど、会食に挑戦できた！」と、行動ベースの自己評価をするか。どちらの場合が、ポジティブな結果につながりやすいかと言えば、それは間違いなく後者でしょう。

そもそも、会食恐怖症は1回の会食

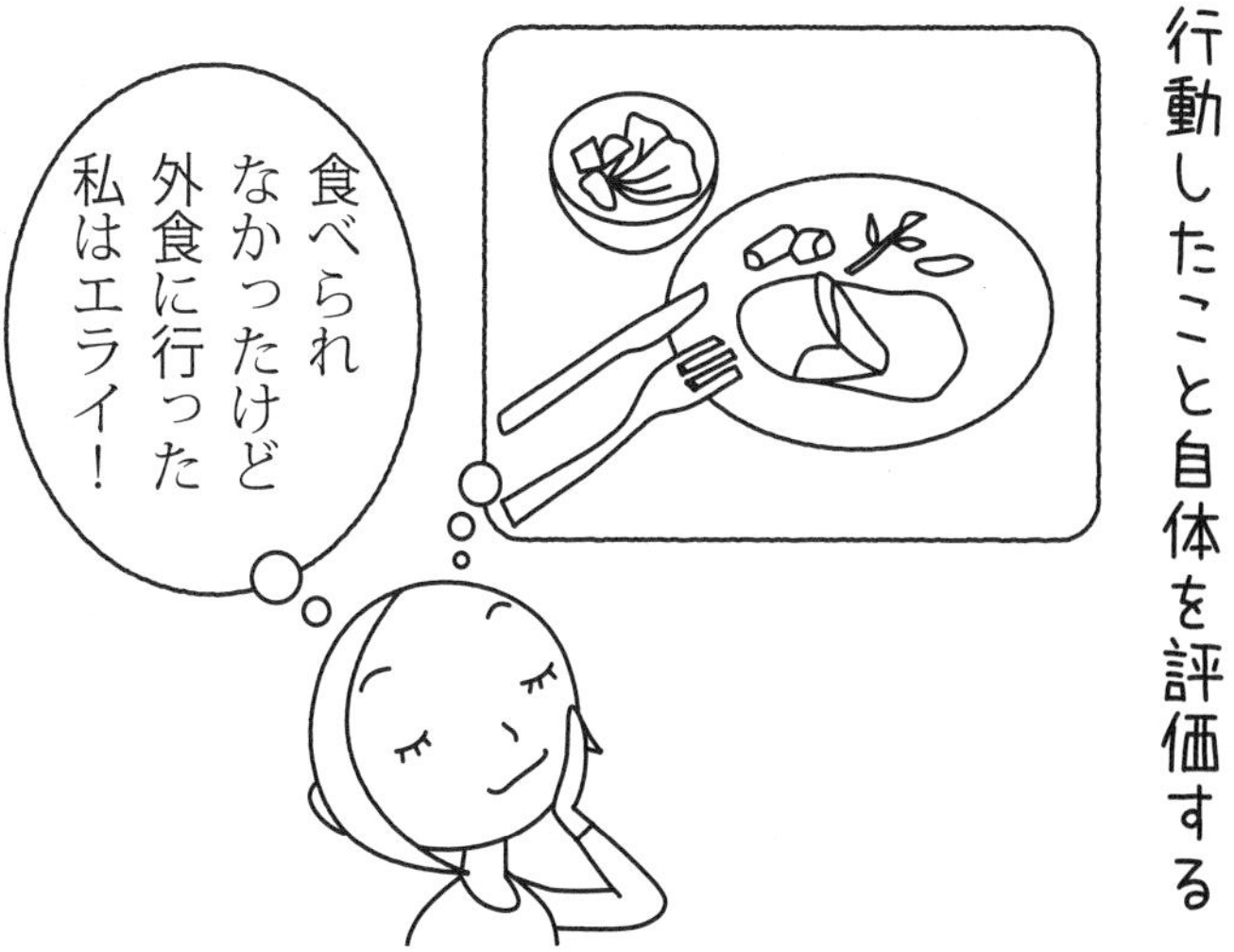
行動したこと自体を評価する
食べられなかったけど外食に行った私はエライ！

参加で良くなるものではなく、ある程度継続的に練習していくことが重要です。そのため行動ベースの自己評価で、自分で自分を盛り上げるような感覚で練習していくことが大切なのです。

天才は出来事への評価も天才的

電球を発明したトーマス・エジソンは、出来事への評価がとてもうまかったがゆえに、人類史に残る偉業を成し遂げた人物です。

彼の天才を物語る有名なエピソードがあります。エジソンは電球を発明するために1万回の実験を行ったと言われていますが、一度実験に大失敗して研究室が焼け飛んでしまったことがあるそうです。普通の人であれば「最悪だ……」とノンフローになるところ。しかしエジソンは、「これで今よりも大きな新しい実験室を作る理由ができたぞ！」と喜んだといいます。出来事にどんな評価を下すかは自分次第。その評価によって未来を切り開くこともできるのです。

また、エジソンは「これは失敗ではない。うまくいかない1万とおりの方法を発見したのだ！」という名言も残しています。このように小さな進歩を高く評価できるポジティブな思考は、会食恐怖症の克服のためにも有効です。

特に会食恐怖症の克服のアプローチとは、一言で言って地味なもの。小さな行動の積み重ねこそがモノを言います。そのとき、自分と周りを比較せず、小さな進歩を高く評価できるなら、継続的な練習への意欲も湧いてきます。

さらに、自己評価の仕方は、他者の評価の仕方にもつながっていきます。自己評価がうまい人は、他人への評価もうまくなり、周りを勇気付けられる存在となるのです。そんな人が何か助けを求めていたら、きっと多くの人が手を差し伸べてくれるでしょう。自分との付き合い方とは、他人との付き合い方の雛形《ひながた》です。周囲との人間関係を良好に築いていきたいという方も、まずは自分との関係性を高めていくことをおすすめします。

あまり食べないことを他人に指摘されたら？

適切な自己主張をしている？

私のもとには、このような相談が届くことがあります。

私はもともと痩せ型で少食です。周りの人からちゃんと食べているのか心配されることが多く、それが苦痛です。周囲に心配されるほど、『周りの人から見られている』という意識が強くなり、よけいに緊張するようになってしまいました。周りの指摘を気にしないようになるにはどうすればいいでしょうか？

私自身もどちらかというと痩せ型で少食。食べるペースも遅いほうだと自覚しています。ですので、この相談者の方の気持ちはよくわかります。実際、会食恐怖症の方が会食に出向くと、周囲から「もっと食べなきゃ？」「それしか食べないの？」「全部食べないと！」と心配されてしまうことはよくあるケースです。

「気にしなければいい」とは思いながら、実際に気にしないということは難しいですよね。「気にしないように」と考えている時点で、それは気にしていることと一緒です。また、そのような周囲の指摘を受け流せるようなら、そもそも会食恐怖症で悩んではいないかもしれません。

そこで、私がおすすめしているのが「適切な自己主張をする」ことです。わかりやすく言えば「自分が思っていることを相手が受け取りやすい形で伝える」ということです。なぜこれが有効かというと、このようなケースの場合、相手に悪意があるわけではなく、こちらの心情が理解できずに言っている場合がほとんどだからです。

そのようなときは、「そういうふうに言われるとよけいに食べにくくなるから、自分のペースで食べさせてもらえたらうれしいな」とか「いっぱい食べたいとは思っているけど、なかなか食べられなくて……。今練習中だから見守っていてもらえると助かるな」といった形で自分の思いを相手に伝えていきます。このように、自分の思っていることを相手に伝えたことがない人は意外と多いものです。

そのとき、「うるさいな！　自分のペースで食べさせてよ！」といったように、感情的な反応をしないように注意してください。あくまでも冷静に、相手が受け取りやすい形で、自分の思いを相手に伝えてみましょう。

相手の器に委ねる

そしてもう1つ、大事なことがあります。あなたが自分の思いをうまく伝えることができたとしても、その主張を相手が受け取ってくれるかどうかは、相手の器に委ねるしかありません。

たとえば、「絶対にご飯は残さず食べるべき」という価値観を持っている人も一定数いるでしょう。しかし、その人の価値観をその場ですぐに変えることは、とても難しいことです。相手がどのような価値観を持っていて、どのような反応を示すかは、こちらでコントロールできることではないのです。

ですから、「自分はしっかり適切な自己主張をする。でも、それを受け取るかどうかはすべて相手にお任せします」といった程度の感覚でいることが重要です。

米国ハーバード大学のロバート・キーガン教授の研究に「成人発達理論」というものがあります。成人発達理論をわかりやすく書くと、「人間の心は成人してからでも成長し続ける」という考え方のもとで、その成長度合いや成長メカニズムについて理論化したものです。

研究の中では5つの心の成長度合いが示されます。成長度合いが高くなるほど、相手の立場になって物事を考えられたり、相手の価値観を認めることができる、とされています。
この理論に従えば「こうあるべき！」という持論を相手に押し付けてくる人ほど未成熟である、とも捉えることができます。

もちろん、そのような人でも時間の経過とともに成熟していきますので、「こちらの主張を受け入れられないこの人が悪い！」と考えるのは少々乱暴です。でも、この理論を知っていれば、仮に相手が自分の主張を受け入れてくれなくても「まだこの人はそういう段階なんだな。きっとこれから変

『自己主張』も大切なコミュニケーション

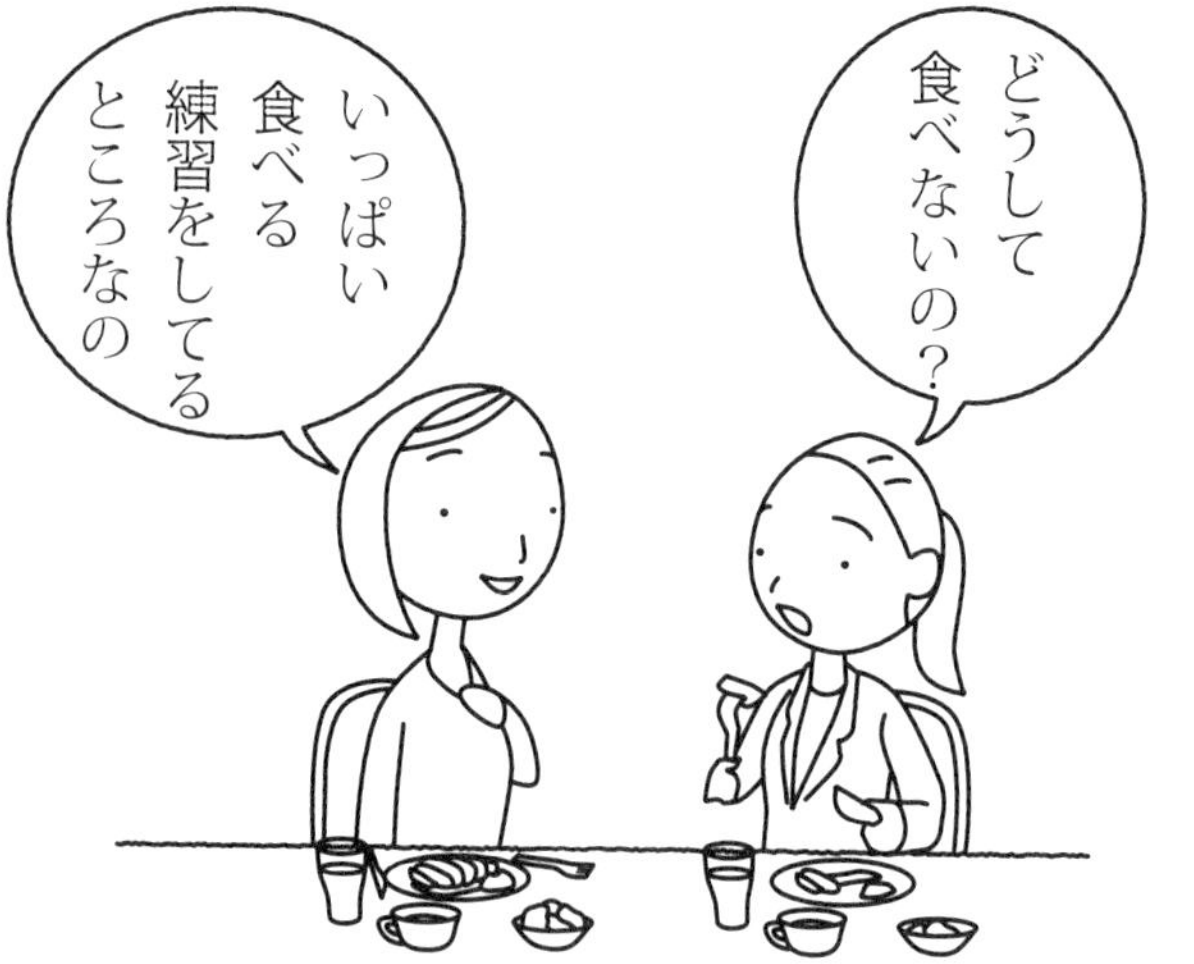
どうして食べないの？
いっぱい食べる練習をしてるところなの

わっていくんだな」といったように、自分を必要以上に卑下《ひげ》し、自己肯定感を下げることもなくなるでしょう。

自分の主張を受け入れてくれるかどうかは相手次第。過度な期待を抱かず、相手の器に委ねる感覚で自分の思いを伝えてみることが大切です。

予期不安にどう対処すればいい？

予期不安が起こる仕組み

かつての私も含めて会食恐怖症に悩まれている方は、近く会食の予定があると考えるだけで「〇〇日の会食の予定、どうやって乗り切ろう……」などと不安になったり、気持ち悪くなってしまう方も多いでしょう。このような未来の恐怖場面に対して、自動的に湧き上がってくる不安のことを一般的に「予期不安」と言います。

そして、この予期不安が起こるのは、頭の中に会食に対する何らかのネガティブな感情の結びつきがある、と考えるとわかりやすいでしょう。つまり、会食恐怖症ではない方は「会食」に対して「楽しい」「おいしい」「うれしい」といった感情の結びつきがある一方、会食恐怖症の方は「会食」に対して「不安」「恐怖」「パニック」などの結びつきが起きているというわけです。

この結びつきを理解するための「3つの法則」を以下にまとめました。この法則をしっかりと理解することで、予期不安に対処できるようになるはずです。

法則その1　結びつきが強い回路が自動化される

会食恐怖症の方で予期不安に悩んでいる方は誰しも、「不安や恐怖を感じたくない」と思っているはずです。しかし、すでに「会食」と「不安」の結びつきが強固になってしまっている場合には、自分の意思にかかわらず、その思考回路が自動化されてしまいます。そして、会食の場面を想像すると即座に「不安」が浮かび上がるようになってしまいます。

この自動化の法則は、会食恐怖症ではない方にももちろんあてはまります。そのような方の場合には、「会食」を想像すると自動的に「楽しい」といった感情が浮かび上がってくるというイメージです。

法則その2　強烈な体験をすると、その結びつきは強くなる

では、その結びつきはどのようにして強くなるのでしょうか？　その要因の1つが「強烈な体験をする」ということです。

先日、私が相談を受けた方で、幼いころに通っていた保育園で、先生に無理やりご飯を口に詰め込まれた出来事をきっかけに会食恐怖症を発症した方がいらっしゃいました。このような強烈な体験をすると「会食」と「嫌なもの」という結びつきが強くなるということは、イメージしやすいのではないでしょうか？

すでにお伝えしているように、私の場合も高校時代の部活動の合宿で体験したネガ

ティブな出来事を原因に、会食恐怖症を発症しています。あれもかなり強烈な体験でしたのでネガティブな結びつきはかなり強かったでしょう。

逆もまたしかりです。たとえば、私が主催している会食の練習会では、数年ぶりに会食の場に出向いてきたという方も多くいます。同じ悩みを持つ方との練習会では、食べないことを心配されたり、責められることがないため、安心した環境で会食の時間を過ごすことができます。このような時間も１つの「強烈な体験」にほかなりません。実のところ、練習会への参加をきっかけに、一気に快方に向かう方も多いのです。

このように、「強烈な体験」をすることで、頭の中の回路の結びつきはより強固になっていきます。

法則その３　思考を繰り返すと、その結びつきは強くなる

同じ思考を繰り返せば繰り返すほど、頭の中の回路の結びつきは強くなっていくよ

うです。

それはたとえるなら「雪道」のようなもの。雪の中で同じ道を何度も何度も歩いていると、その道は次第に踏み固められ、通りやすくなっていきますね。それと同じように「明日の会食不安だな……」という思考を繰り返すほど、その結びつきはますます強固なものになっていきます。そして、結びつきが強固になればなるほど、思考は自動化されていき、さらなる不安の悪いループに入ってしまうというイメージです。

不安に思えば思うほど苦手意識が強くなる

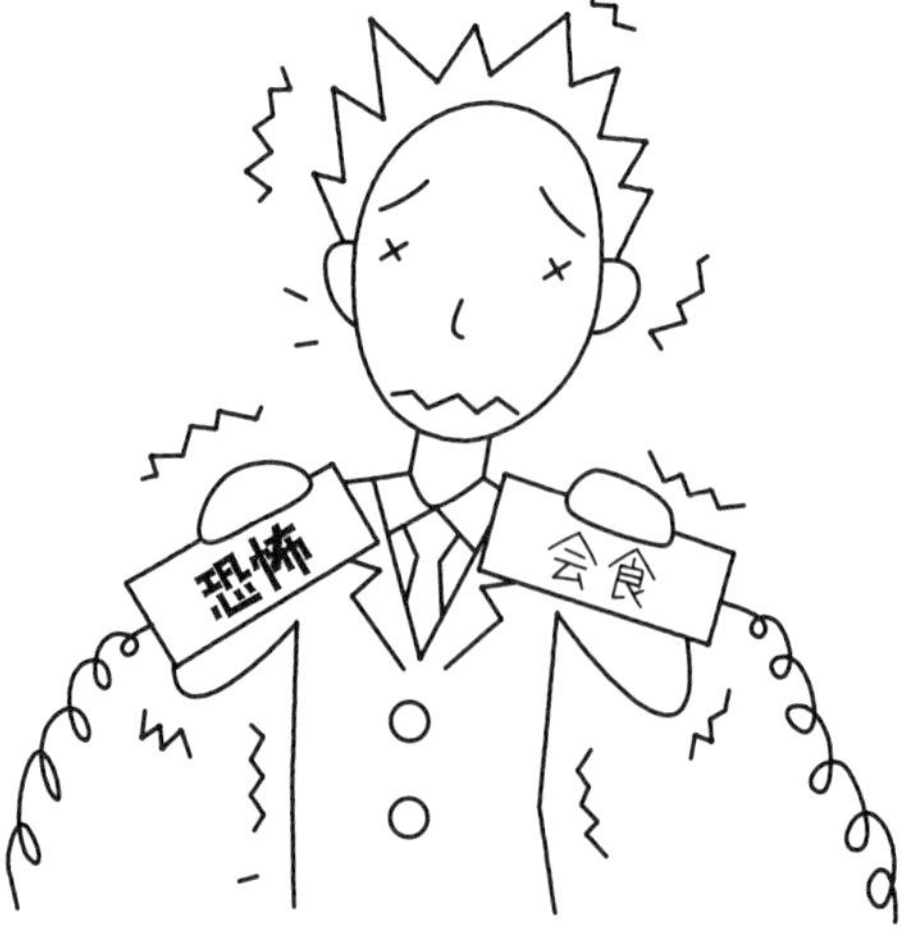

つまり、「明日の会食不安だな……」とグルグルと思考を巡らせることは、予期不安を解消するためには逆効果ということになります。

寝る前に行う、会食を楽しむイメージトレーニング

それでは、どうすれば予期不安を小さくすることができるのでしょうか。

その答えは、「会食」に対して「楽しい」といったポジティブなイメージを結びつけることです。会食に行って「楽しかった!」という経験をすることが近道なのですが、「会食に行くこと自体が怖いのだからどうしようもない……」と感じてしまう方も多いでしょう。

そんな方にぜひやっていただきたいのが、寝る前に会食を楽しんでいることを想像するイメージトレーニングをすることです。

「法則その3」で解説したとおり、思考を繰り返せば繰り返すほど、その結びつきは強化されていきます。自分が会食を楽しんでいる様子を、五感に則ってイメージしてみてください。

①視覚…そのときの自分にはどんな情景が見えているか？
②聴覚…そのときの自分にはどんな音が聞こえているか？
③触覚…そのときの自分が触れているものはどんな感覚か？
④嗅覚…そのときの自分はどんな香りを感じているか？
⑤味覚…そのときの自分はどんな味わいを感じているか？

これらを、目を閉じてゆっくりと感じてみましょう。このとき大切なことは、それぞれの感覚を順番に、「視覚を十分に感じたら聴覚を感じようとする」→「聴覚を十分に感じたら触覚を感じようとする」→「触覚を十分に感じたら嗅覚を感じようとする」→「嗅覚を十分に感じたら味覚を感じようとする」といったようにイメージしていくことです。

ちなみに、なぜ寝る前が良いかというと、寝る直前のウトウトしているときは頭の中の回路が組み替えやすいと言われているためです。いわば脳内回路を組み替える「ゴールデンタイム」のような状態ですね。逆に言えば、寝る前にネガティブなイメージを繰り返していると、日常の考え方も暗くなっていきますので注意してください。

私のもとに相談にいらっしゃる多くの方に、私はこのイメージトレーニングを実践していただいています。毎晩寝る前の少しのイメージトレーニングを続けてもらうと、早い人では1週間足らずで日常生活から前向きな気持ちに変わったという報告をいただいています。ぜひ試してみてください。

研修や合宿での食事にどう対処すればいい？

時間が経つほど不安は小さくなっていく

宿泊付きの研修や合宿などの食事が不安で仕方がない、という方からの相談も数多くあります。ここでは、そのような悩みを持つ方のために実践的なアドバイスをしたいと思います。

不安は最初に最大のピークを迎え、それ以降は緩やかに減少していきます。つまり、たとえば3日間の研修や合宿の場合は、その前夜や初日の最初の時間に不安のピークがきて、それ以降は緩やかに減少していきます。

私自身も、部活動の合宿の食事の時間が嫌で嫌で仕方がありませんでした。やはり始まる直前や始まってすぐの時間帯が最もノンフローで状態が悪く、それ以降は不安を感じながらも何とか乗り切った、という記憶があります。

ですから、研修や合宿では「時間が経つほど、少しずつ不安は減っていくもの」ということを思い出してください。

そして、過去にそのような場面を乗り越えた経験がある方であれば、次回そういった機会があったとしても、きっと同じように乗り越えられますから、大丈夫です。それを乗り越えて今、この本を読んでいるということが何よりの証拠です。

不安のピークは開始30分まで

このような不安と時間の法則は、日常の不安場面でも同様にあてはまります。不安場面では最初の30分までが不安のピークであり、それ以降は次第に減少していくということを覚えておきましょう。

これはそれほど難しい話ではありません。たとえば、初対面の人と話をするのが苦手という人でも、しばらく話していたら次第に緊張が解けていたということはよくあるケースです。

私の主催している講座でも、こんなことがありました。みんなでご飯を食べる練習をした際、ある女性の相談者の方が飲食店でパニック発作を起こしてしまったのです。私は「一度このお店を出て、私のカウンセリングルームで休みますか？」と提案しました。しかしその女性は、「この場にいたい」と言いました。

時間の経過とともにパニック発作はおさまり、その方は「発作が治ったら、お腹が空いてきた！」と言い、笑顔でカレーを完食されました。

「よく、この店に残る決断をしましたね」と、私がその方に伝えると、「30分くらいまでが不安のピークで、その後はおさまっていくと教えてもらったので、本当かどうか試してみたかったんです！」と答えてくれました。なお、この方はすでに会食恐怖症を克服されています。

もし、今後、あなたが会食に出向くようになり、不安からパニックを起こしそうなときも「不安のピークは最初の30分。それ以降は小さくなっていく」と考えながら過ごしてみてください。心の中でそんなふうに思うだけでも、ずいぶん気持ちが楽になっていくはずです。

不安は徐々に和らいでいく

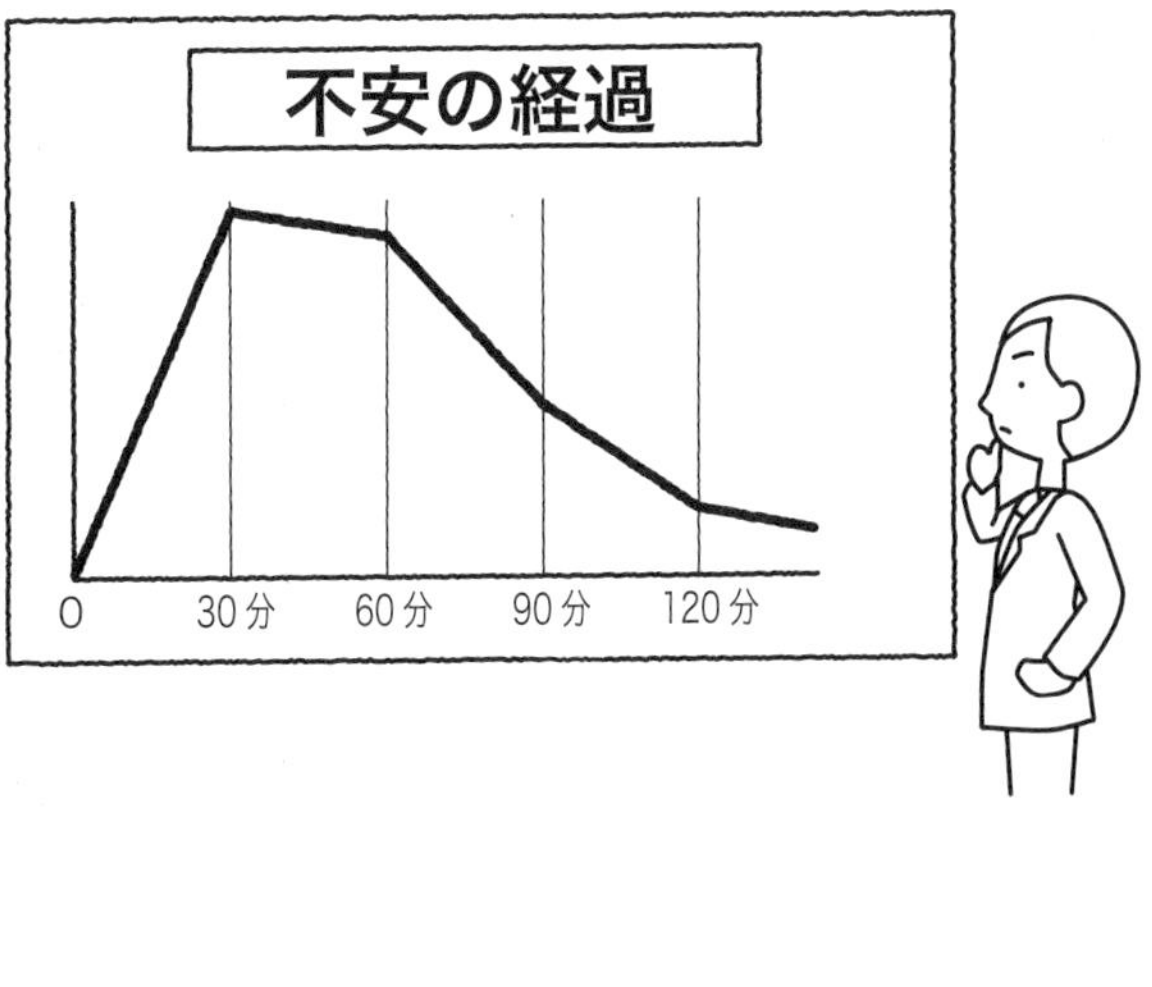

誰かに症状を打ち明けるときに気をつけること

打ち明ける際の3つのポイント

よくある相談の1つとして、自分が会食恐怖症であることを身近な人に打ち明けるべきかどうか、というものがあります。

誰に対しても無理に打ち明ける必要はありませんが、会食恐怖症を克服するための協力者を得られるのであれば、打ち明けることも有効だと私は考えています。また、身近に協力者がいるほうが症状を克服しやすいことも事実です。

とはいえ、会食恐怖症であることを打ち明けて、それを相手に受け入れてもらうためには、ちょっとしたコツがあります。これを踏まえていないと、そのカミングアウトは失敗に終わる可能性が高いのです。

意外に感じる方も多いかもしれませんが、「家族に言っても理解してもらえない！」というケースは多いものです。これにはいろいろな要因が考えられそうです。たとえば、会食恐怖症であることを我が子にカミングアウトされた親が、自分の子育てが否定されたような気がして、受け入れがたい心境になる、ということもわからないではありません。

ですが、相手がどう感じるかはコントロールできない部分です。また、打ち明け方が悪かったというケースもかなりあります。ですので、ここでは打ち明ける際に意識してほしい3つのポイントについてお伝えします。

①相手が受け取りやすい表現で伝える

まず、大切なことは「相手が受け取りやすい表現で伝える」ということです。

「誰かとご飯を食べることに緊張しちゃうんだよね」
「会食恐怖症という病気で悩んでいるんだよね」

同じことを伝えるにしても、言い方次第で相手の受け取り方は変わります。もちろん、病院で医師に自分の状況を説明する際は「会食恐怖症で……」と、伝えてもいいでしょう。しかし、「会食恐怖症」という病気の存在を知らない人に対して「会食恐怖症」という言葉を使っても、相手はなかなか受け取りにくいかもしれません。

だからこそ、伝える相手を見て、相手が受け取りやすい形で伝えることが大切です。

私が当事者として会食恐怖症に悩んでいたときに2回、友人と知人にカミングアウトをしました。「会食恐怖症」という言葉を使った1回は失敗に終わり、使わなかった1回は成功したという経験があります。

②前向きに取り組んでいることを伝える

しかし、ただ自分の状況を説明するだけでは不十分です。これに加えて「克服したくて前向きに取り組んでいること」を必ず一緒に伝えましょう。これがなぜ大切かというと、人は言い訳をしている人を嫌う傾向にあるからです。

たとえば、あるプロ野球選手が、雨の日の試合で活躍できなかったとします。その日の試合後のインタビューで、「今日は雨が降っていたので試合に集中できませんでした」と言い訳をしたら、ファンは思わずイラっとするかもしれません。それよりは、「雨で集中力が切れてしまいました。自分の心の弱さが出ましたね。こんなことがないように、次の試合はしっかり準備して臨みます」といった受け答えであれば、言い訳とは受け取られにくいでしょう。同じ状況でも、ファンに与える印象はまったく違うはずです。

私がこのようなことをお伝えするのは、私たちがどれほど会食恐怖症に悩んでいても、中には「自分の心の弱さを病気のせいにしている」と受け取る人がいるためです。ですので、あなたが会食恐怖症を克服するために前向きに取り組んでいることも必ず一緒に伝えましょう。

「自分が克服のために前向きに取り組めているのか断言できない……」という方もいるかもしれません。ですが、この本を読んでくれている時点で「前向きに取り組んでいる」と言い切っていいと私は思います。

③相手に理解してもらうことを過度に期待しない

これが一番大切なことかもしれませんが、相手に理解してもらうことを過度に期待することは禁物です。

その理由は大きく分けて2つあります。

理由の1つ目は、人は期待を裏切られたときにどっと疲れを感じ、ノンフローになるからです。

たとえば、以前ある女性の相談者の方が「うちの旦那が言うことを聞いてくれないんです」という悩みを伝えてくれたことがありました。その悩みは「離婚」を視野に入れるほど深刻なものでした。その女性の話を聞いていると、たしかに「旦那さん、もっとこうしたらいいのにな」という気持ちも湧きましたが、私がその女性にお伝えしたのは別のことです。

それは、「この悩みは旦那さんが一方的に悪いわけではないと思います。むしろ、大元はあなたが旦那さんに過度な期待をしていることにあるかもしれません」ということでした。その後、その女性は旦那さんとの関わり方を変えた結果、パートナーシップは良好になり、夫婦円満につながったという報告を受けています。

理解と克服が相反する？

2つ目の理由は「理解してもらうことと克服することは、相反する可能性がある」ということです。

たとえば、私のところには中学生や高校生の子たちからの相談がくることもあります。その中でもかなり多いのが「親が理解してくれません」というものです。

それに対して私は、親に100パーセントの理解を求めてはいけない、というお話をします。

たとえば、私は癌《がん》にかかったことがありません。そのため癌で苦しんでいる人の気持ちを100パーセント完璧に理解することは、おそらくできないでしょう。これと同じく、会食恐怖症になったことがない人が、そのつらさを想像できないのはある意味、当然のことなのです。

私がなぜ、このようなことをお伝えするかというと、親や家族などの身近な人が理解してくれないとき、徹底的に自分の症状を悪化させることで理解させようと、自傷的な考えに囚《とら》われてしまう方がいるためです。このような状態にはまってしまうと、克服は遠のいてしまいます。

「親の愛情が不足すると子どもは病気にかかる」という話はよく聞きます。これに少し補足して「子どもは親からの〝無条件の愛情〟が不足すると病気になる」といったほうがわかりやすいと私は考えています。

このように、理解してもらうことと克服することとは、相反する可能性があります。ですので、そういった意味でも「相手に理解してもらうことを過度に期待しない」ということを忘れないでいてください。

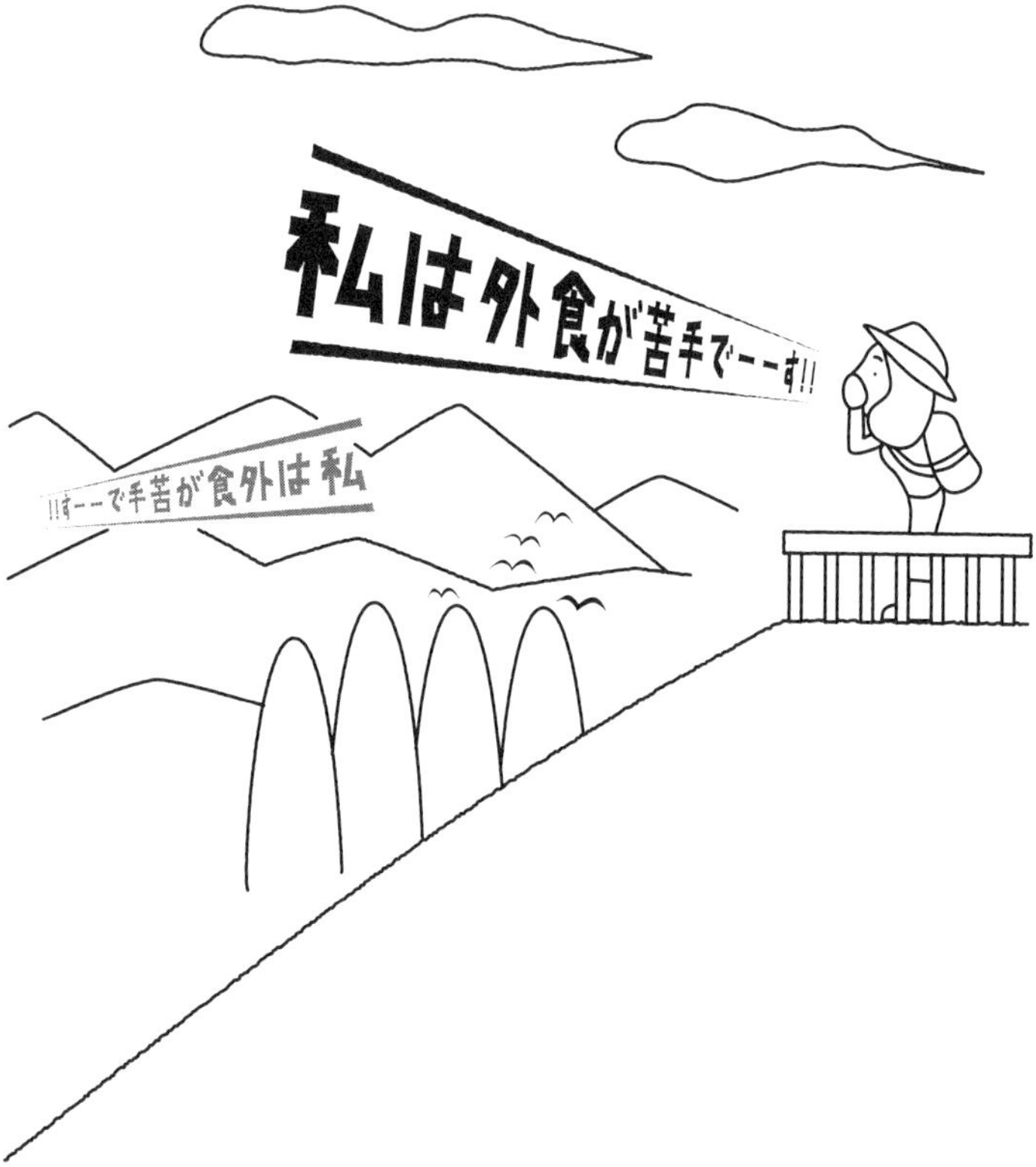

カミングアウトにもコツがいる

それでも良くならないときに考えたいこと

治らないほうが都合がいい？

これまでお伝えしたことを意識し、日々の生活の中で実践してもらえれば、あなたの会食恐怖症は時間の経過とともに良くなっていくでしょう。ただ、それでも良くならないという人がいるとしたら、考えられる可能性が1つあります。それを本章の最後にお伝えしておきます。これは再発（ぶり返し）予防の話でもあるので、ぜひ最後まで読んでください。

考えられる可能性とは「会食恐怖症が治らないほうが、自分にとって都合がいい」

というケースです。

これは、「セカンダリーゲイン」と呼ばれるものです。たとえば「会食恐怖症になってから、旦那さんが自分に愛情を注いでくれるようになった」と感じている女性がいるとします。そして、その症状が一時的に改善した途端に、旦那さんがそれほど愛情を注いでくれなくなったと感じたとします。

このとき、その女性がもし「会食恐怖症を克服することよりも、旦那さんが愛情を注いでくれるほうがいい」と感じた場合、その女性には「会食恐怖症が必要」ということになるわけです。こうなると、せっかく症状が良くなったのにもかかわらず、旦那さんの愛情を期待して、場合によっては無意識に会食恐怖症を再発させてしまうことは大いにありえるのです。

実際のところ、これは意外とよくあるケースです。誤解を恐れずに言えば「会食恐怖症」という言い訳が不要になるほど、自分のすべてを受け入れられるようになることが克服のためには大切と言えるのです。

どんな自分にもＯＫを出す

「仮に会食恐怖症の症状があっても、自分には価値がある」というくらい自己肯定感が高まれば、その方の症状はやがて消え去っていくでしょう。

これはつまり、「体調が良い自分はいいけど、体調が悪い自分はダメ」ではなく、「どんな自分でもＯＫと思えるようになることが大切」ということです。そして、そんなふうに思えるための自己対話をしていくことも重要です。

たとえば、あなたの身近な人に「体調が良いあなたは好きだけど、体調が悪いあなたは嫌い」と言われたら、あなたはどんなふうに感じますか？　きっと落ち込んでしまいますよね。逆に、「仮にどんな状態でも、私はあなたを愛している」と言われたとしたら、気持ちはフローな状態を保てるでしょう。

そのため、普段から自分に対してそのような言葉かけをすることは、とても大切なことです。「どんな自分でもＯＫ」と思えたら、「心の免疫力」は上がり、いつの間にか会食恐怖症はあなたのもとを去っていくでしょう。

「会食恐怖症が治るときはどんな感覚ですか？」という質問もよくいただきます。最後にこれについてもお伝えしておきます。

会食恐怖症が治るときの感覚は、「そういえば最近、会食での不安感があんまりないな。これって治ったのか

克服の日は『気づいたころ』にやって来る

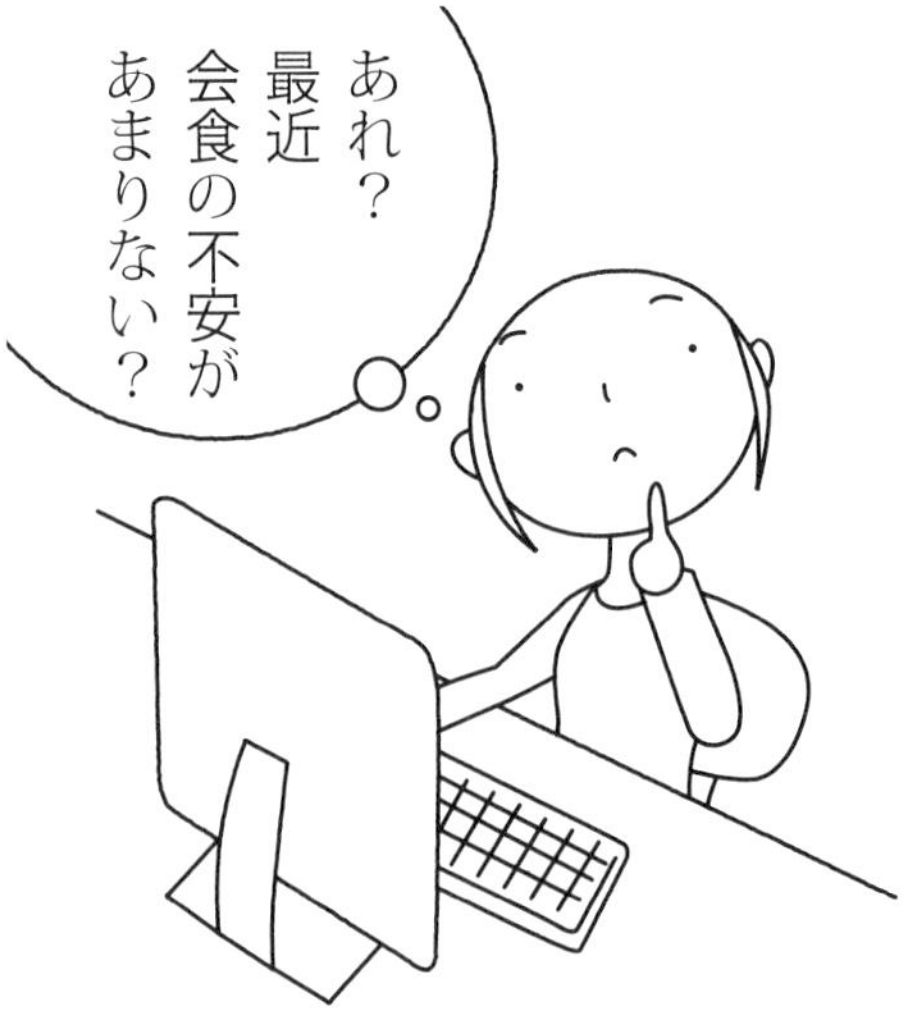

な？」というようなもので、意外と漠然としています。間違っても、朝目が覚めたときに「今日はなんだか体調がいいぞ！　会食恐怖症が治ったな！」というものではありません。

さて、第3章は以上となります。続く第4章と第5章では実際の事例などを見ていき、あなたが会食恐怖症を克服する未来のイメージをさらに強固にしていきましょう。

☑ 第4章

周りは
どうサポートすべき？
完食指導と会食恐怖症

完食できない子どもたちの「SOS」

子どもの「会食恐怖症」は親も悩ませる

「うちの子が会食恐怖症のようなんです……」

私のところには、保護者の方からの相談も多く届きます。そこで、この章では身近に会食恐怖症に悩んでいる方がいる場合に、周囲の人がどのようなサポートをしていけばいいのかについてお伝えします。当事者の方に参考にしてもらいたい点も多いので、ぜひ読んでみてください。

まずは、私が受けたいくつかの相談事例を紹介します。

しばらく前から、うちの息子が保育園の給食を嫌がるようになりました。朝、保育園に送ろうとすると暴れて逃げ回るようにもなりました。

この保育園では完食すると「完食シール」というシールがもらえて、シールほしさにがんばって食べる子もいるようです。初めはうちの子もがんばっていたようですが、「シールはほしいけど全部食べられないから」と、今では登園を拒否しています。

ほかのクラスでは、給食を完食するまで子どもが教室に残されたり、先生に「ちゃんと食べないと幼稚園にお泊まりさせちゃうよ！」と強く言われている子もいるようです。どうすればいいでしょうか？

小学生の娘が会食恐怖症ではないかと思っています。家では普通に食べられるのですが、給食や外食がなかなか難しいようです。給食は毎日半分近く減らしてもらって完食できているようですが、かなり量が少ないと思われます。

休みの日の家族での外食もとても嫌がります。家族以外の人がいるところではほとんど食べることができません。娘が小さいころから「もっと食べて」と私たち親が強要していたからではないかと、今さらながら反省しています。少しでも早く治してあげたいです。

現在高校生の息子は小学1年生のとき、担任の先生に厳しい完食指導をされました。もともと食が細い子でしたが、家では普通に食べていたこともあり、私たち家族は「会食恐怖症」という言葉を知らずに現在まで過ごしてきました。

先日、息子から「会食恐怖症で悩んでいる」と打ち明けられました。食べられない苦しさを一人で抱えていたと思うと、親として情けない思いです。お弁当は完食できるようになってきていますが、快方に向かっているのでしょうか？

この3つの相談を読んで、あなたはどのように感じましたか？

発症のきっかけの6割は完食指導に

私はこれまでたくさんの当事者の方のお話を聞いてきました。その中でとても多くの方が発症のきっかけとして挙げているのが、保育園や幼稚園、学校などの教育現場や家庭で遭遇してしまったトラウマ体験です。

一般社団法人日本会食恐怖症克服支援協会が当事者の方に行ったアンケート調査では、「あなたが会食恐怖症を発症したきっかけに、学校や家庭における『完食指導』の影響があると考えていますか？」という問いに対して、回答者384人中240人（62・5％）の方が「はい」と回答しています。

中には、「お昼ご飯の時間が嫌だから」という理由で、お子さんが全日制の高校に行きたがらない、という相談を受けたこともありました。幼いころの食事指導によって、その後の人生における「食」のイメージは大きな影響を受けてしまうようです。また、それはお子さんの将来に大きな影響を及ぼす可能性があるのです。ですので、私は親御さんの相談に乗る一方で、保育園や学校を訪問し、給食現場を視察したり、先生方の相談に乗ることもあります。

また、親御さんのサポートをしていると「最近の子どもの様子がだいぶ良くなりました！」といった改善の声が届くようになりました。さらには、子どもへの食事指導を改善したことで「荒い気性が落ち着いて乱暴をしなく

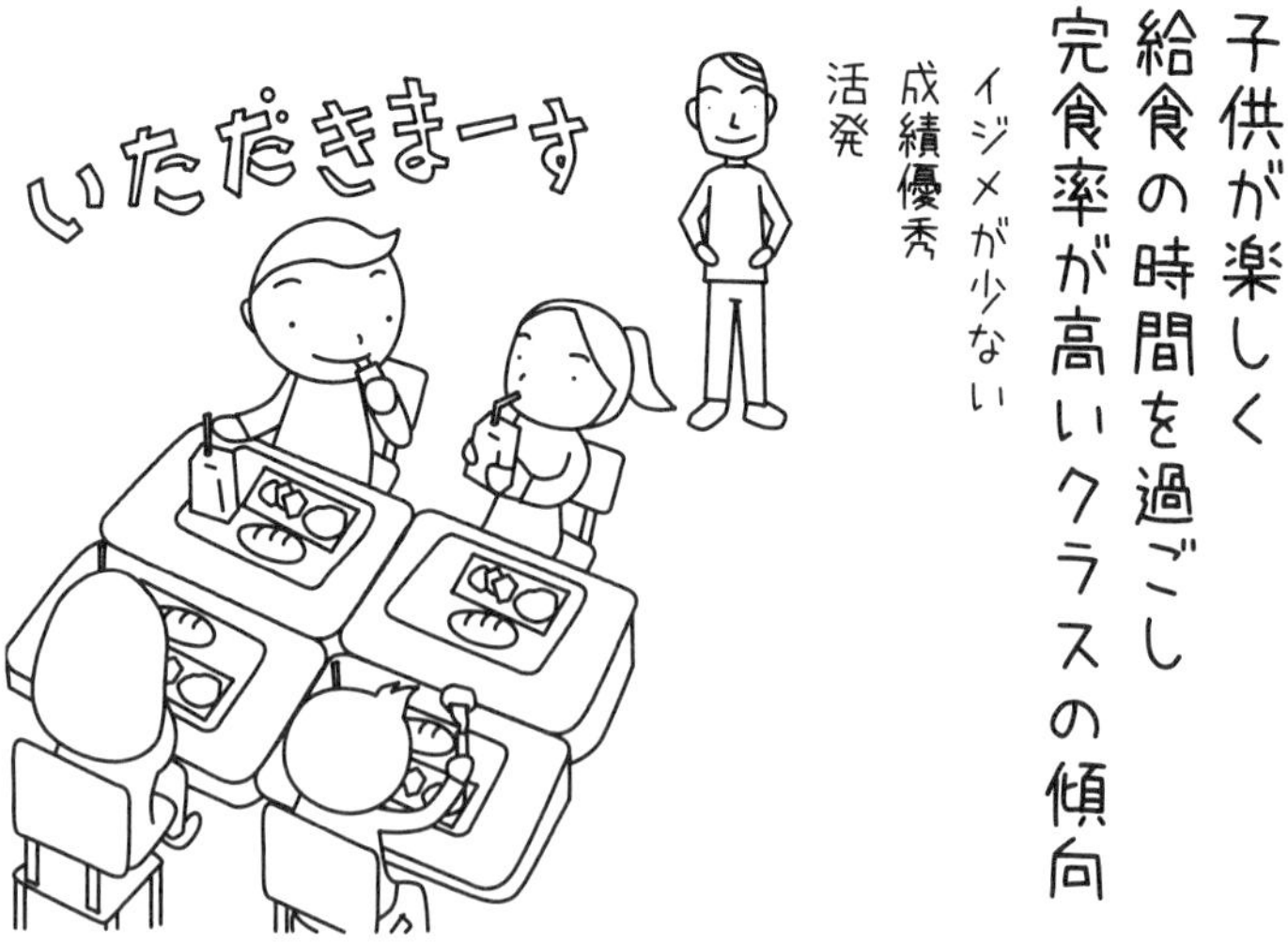
子供が楽しく
給食の時間を過ごし
完食率が高いクラスの傾向
イジメが少ない
成績優秀
活発
いただきまーす

なった」「自発的にやりたいことをやるようになった」「自分から勉強するようになった」といった声まで届くようになったのです。

そのほかにも、たとえば学校の給食時間を視察すると、面白いことがわかりました。それは、子どもたちが楽しそうに給食の時間を過ごしているクラスは完食率が高いだけでなく、イジメが少なかったり、成績が優秀であったりする、という傾向が見られたのです。そのようなクラスの子どもたちは、「こんにちは！」と自分から元気に挨拶してくれる活発な子どもたちが多いということも共通していました。

給食ハラスメントはなぜ起きる？

完食の強要による問題

食事指導の具体的な方法や会食恐怖症の方をどのようにサポートするべきか、といった点をお伝えする前に、「給食ハラスメント」と呼ばれる問題についても触れておきたいと思います。

「給食ハラスメント」という言葉が初耳という方も多いと思うので、まずは簡単に説明させてください。「給食ハラスメント」とは、学校給食におけるハラスメント行為のこと。シチュエーションとしては「完食の強要」を思い浮かべてもらえるとわかりやすいと思います。

たとえば、あなたが通った学校のクラスには、規定の給食時間が終わっても給食を食べ切れず、先生に「最後まで食べなさい！」と怒られているクラスメートはいませんでしたか？　あのような厳しい指導の動機が「嫌がらせ」であれば、それは紛れもなく給食ハラスメントでしょう。また、指導する側に悪意がなかったとしても、子どもが苦痛に感じているのであればハラスメントと言えるかもしれません。多くの場合、本人は食べたくないから食べないのではありません。何らかの原因で食べられないから食べていないのです。

現在の教育現場では、以前のような「完食の強要」は減ってきたようです。しかし、今でもこの類の相談が私のもとに届いていることからもわかるように、完全になくなったわけではありません。そのような残念なケースが起こるたびに、私は心が痛みます。

最近では、静岡県の小学校で、先生に無理やり牛乳を飲まされた児童がＰＴＳＤ（心的外傷後ストレス障害）を発症したという報道があり、報道機関からコメントを求められる機会がありました。もし報道されていたように、子どもが無理やり牛乳を飲まされたことが事実であれば、先生はどのような意図でそのようなことをしたのだろうと、私は暗い気持ちになりました。

「食べ物を残すことは悪いこと」という信念に基づく指導だったのでしょうか。「牛乳は体に良い」という栄養学的な観点からの行動だったのでしょうか。あるいは「自分のクラスの残飯を減らしたい」という義務感か、それとも「苦手な牛乳を克服してほしい」という思いだったのでしょうか。もちろん、ただの嫌がらせであった可能性も否定はできませんが、それはできることなら考えたくないものです。

胃袋の大きさだって立派な個性

給食ハラスメント問題のほか、食事の指導におけるトラブルに特定の悪者はいない。私はそのように考えています。

なぜなら「食材の恵みに感謝しましょう。食べ物を粗末にしてはいけません。だから残さず食べなさい」という主張は、正論でもあるからです。その一方で、食べようと思っても食べられない人に対して、完食を強要するのは「虐待」に近い行為であるとも思います。アレルギーで食べられない食品がある人がいるように、食べられる量は人によって違うのです。胃袋の大きさだって人それぞれ。それも立派な個性なのです。

このような中で、私が日々感じているのは「なぜ食育の中で、食事指導というコンテンツだけは発展しないのだろう？」という疑問です。そしてその原因は、間違った食事指導をしてしまう親御さんや先生方自身にではなく、食事指導のノウハウが社会に浸透していないことにあるとも考えています。私が、食事指導というコンテンツを研究し、そのノウハウを親御さんや先生方に伝えているのは、そのような理由があるからです。

これらの食事指導のノウハウには、「会食恐怖症」に悩んだ経験を持つ私だからこそ気がつけたことも多いのです。「こういうふうに言ってくれたら、安心して食欲が出る」「こういうことを言われたら、緊張して食べるどころではない」など、会食恐怖症の当事者経験のある私は、給食が食べられない子どもたちの心の状態が手に取るようにわかるわけです。

本書は食事指導の本ではありません。ですが、これらを知ることで「会食恐怖症の克服」についてもヒントを得ることができますので、要点を絞り、実例と一緒にお伝えしておきます。

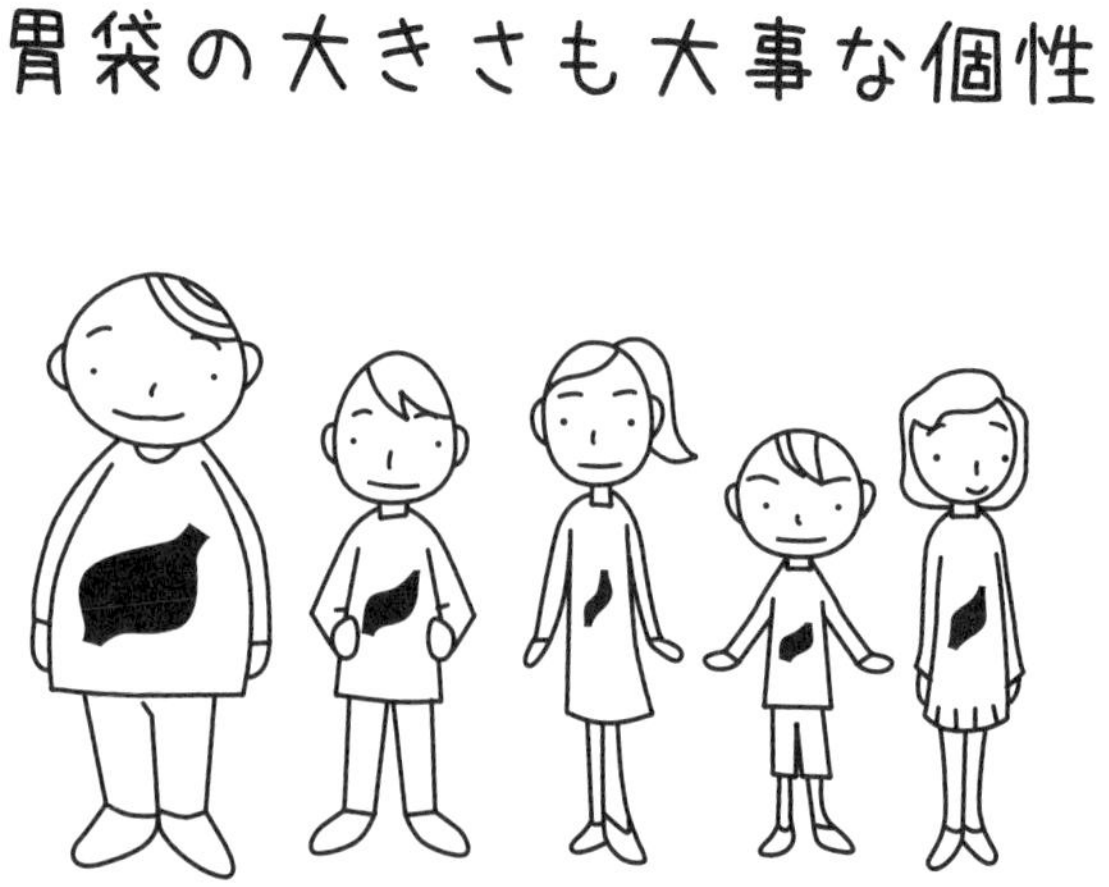

「残さず食べなさい！」と言わないで!!

「残すな！」は逆効果

大前提として、食べることが苦手な人や少食な人に対して、「残すな！」と言うことは逆効果です。なぜなら、「身体が緊張すると胃が縮小して、食欲が湧かなくなる」という人もいるからです。

食欲とは一般的には「お腹が空いている（空腹）状態であれば、自然と湧き上がるものだ」と考えられていますが、会食恐怖症に悩んだ経験を持つ私は、それだけでは不十分であることを知っています。つまり、食欲が湧き上がるためには「空腹状態であること」のほかに「リラックスしていること」がとても重要だからです。

たとえば、会食恐怖症の方でも「この人と一緒にいるとリラックスできる」という相手との会食では、症状が出ずにたくさん食べられるという人は多くいます。一方、どんなにお腹を空かせて会食に臨んでも、実際の会食の席では緊張のあまりほとんど食べられず、家に帰った途端に緊張が緩み、急にお腹が空いてくる、というのも「会食恐怖症あるある」の1つです。

そして、「残さず食べなさい！」とプレッシャーを与えるような言動は、決してリラックスにはつながりません。

給食時間にそのように強く指導されたり、怒られた経験を一度でもすると、そのネガティブな経験は子どもたちの頭の中にしっかりと記憶されてしまいます。すると、次回の同じような場面に行き当たったときに「また、あの嫌な思いをするのでは？」という不安な思考が自動的に浮かび上がるようになります。そうすると、さらに身体は緊張して食欲も湧かなくなってしまうのです。

一方で、「残しても大丈夫だよ」と言われると、たくさんの量を食べるのが苦手な人は安心します。すると、次第に緊張が解けて食欲が湧き、結果的に食べられるようになるのです。

食べ物の好き嫌いはなぜ起きる？

「残さず食べなさい！」と強制することは、好き嫌い（偏食）の原因にもなると、私は考えています。

食べ物に対する好き嫌いは、どうやら単純に「味や食感が嫌い！」という理由だけが原因ではないようなのです。好き嫌いが起きるのは、「前に食べたときに、気持ち悪くなり吐いてしまった経験がある」「そもそもあまり食べたことがなく怖い」「お母さんが『インゲン豆が嫌い』と言っていたから自分も」「『牛乳を飲みなさい！』と強制されて嫌になった」など、その食べ物に対して、ネガティブな感情や記憶との結びつきができると好き嫌いが起きてしまいがちです。

私にもこんな思い出があります。

それは保育園の給食時間のことでした。仲の良かったお友だちが、嫌いなシイタケを教室の床に捨ててしまったのです。それを見た私はシイタケに対してネガティブな記憶が形成され、それからしばらくの間、シイタケが嫌いになってしまいました。

一方で「最近読んだ絵本の主人公の女の子が、おいしそうにニンジンが入ったカレーを食べていた」というだけで、ニンジン嫌いだった子がいきなりニンジンを食べるようになる、ということもありえます。このように、子どもの食べ物の好き嫌いは、ある日突然変わったりします。

だからこそ、強い口調で「○○を食べなさい！」というような食事指導をすることは、実のところ好き嫌いを助長することにもなりかねません。なぜなら、「トマトをちゃんと食べなさい！」と無理やり食べさせてしまえば、トマトに対して「無理やり食べさせられた」という嫌な記憶が結びついてしまうからです。

好き嫌いを克服するために、食べてみることを提案することはとても大切です。しかし、決して強要してはいけません。強い口調での「○○を食べなさい！」という食事指導は、結果的に食べ残しを生んでしまうものだと考えてください。

完食の強要は好き嫌いを助長する

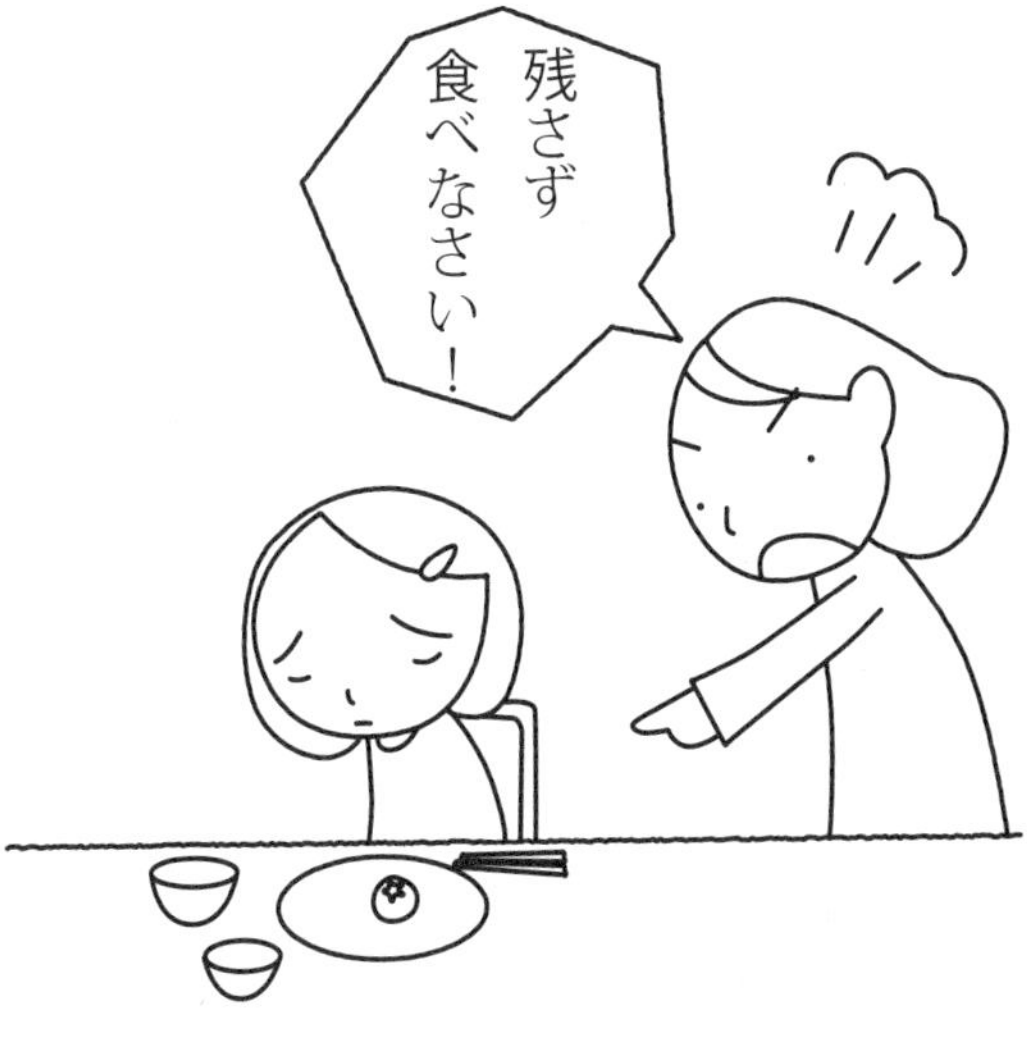

給食を残す子がいない保育園

さくらしんまち保育園の「すごい給食指導」

私が食事指導について研究を続ける中で、とても理想的な食事指導を行っている保育園に出会いました。その保育園は東京都世田谷区にある「さくらしんまち保育園」さんです。

さくらしんまち保育園さんは「給食を残す子がほとんどいない保育園」として、すでに多数のメディアで取り上げられています。以前からこの園のことが気になっていた私も、実際に保育園を訪問し、給食の現場を視察させていただきました。

まず、さくらしんまち保育園さんには「残飯入れ」というものがありません。なぜなら、すべての子どもが給食を残さず食べるからです。

では、どんな給食指導をしているのでしょうか。この園の給食は「どれくらい食べるか」を自分たちで選択できるセミビュッフェ形式になっています。

先生：「Aくんは、サラダどれくらい食べる？」
Aくん：「いっぱい！」
先生：「Bくんは、どうする？」
Bくん：「トマトは嫌だ！」
先生「1個食べてみたら？」
Bくん：「じゃあ1個だけ食べる！」

このような対話を行いながら、給食が配膳されていきます。食べることを強制されず、自分の意思で食べる量を考えるので、「自分で選んだものだからちゃんと食べたいな」と子どもたちは思うようです。

とはいえ、人員や既存の給食システムとの兼ね合いもあるため、すべての保育園や学校でこのようなセミビュッフェ形式を採用することは難しいでしょう。ですが、ここからエッセンスを抽出して、現場に活かすことはできると思います。

たとえば、保育園であれば、みんなで「いただきます」の前に、先生がお皿を持って各テーブルを回り、「苦手なものがある人は先生のお皿に乗せてね！」という形で、子どもが自分で食べる量を選んでいるような形にする。子どもが自分で配膳する力がある学校の場合は、「いただきます」の前に各自で量を減らす時間を設ける、といったことも有効です。

そのほかに印象に残った、さくらしんまち保育園の取り組みに「子どもたちの座席によって好き嫌いを克服してもらう工夫」というものがありました。それは、たとえば「野菜嫌いのCくんと、野菜好きのDちゃんを隣同士に座らせる」などです。

こうすることで「Dちゃんがトマトをおいしそうに食べていたから、ぼくも1個食べてみようかな！」というきっかけで、好き嫌いを克服するチャンスがやってくるという狙いです。

キーワードは「個別対応」と「安心感」

さくらしんまち保育園の小嶋泰輔園長は、子どもたち自身の意思を尊重しながら、「とにかく食事を楽しんでもらうこと」を大切にしていると話してくれました。「苦手なものでも気分がいい状態が続いていれば、『食べてみようかな』というタイミングがくる」という園長の言葉もとても印象に残りました。

私は食事指導において大切なことは、個別に対応することと安心感を育むことだと考えています。この2つをしっかりと意識していれば、子どもたちはご飯をモリモリ食べられるようになると感じています。

キーワードの「個別対応」について説明します。たとえばアレルギーを持つ子がいるように、胃袋の大きさも人それぞれです。小さな子どもでも大人と同じ量を食べる子もいれば、大人でも少食な方はいますよね。さらに「味覚」も人によって違います。あなたが感じているピーマンの味と、あなたの友人が感じているピーマンの味は違うのです。ほかにも咀嚼《そしゃく》する力（噛む力）や嚥下《えんげ》する力（飲み込む力）も、人によって違います。

だからこそ、食事指導をする大人は、「こうしなさい！」と自分の考えや価値観を押し付けるのではなく、「人にはその人の感覚がある」という前提を大切に対応する意識が欠かせません。

もう1つの大切なポイントは「安心感」です。安心し、リラックスできる環境で過ごしていれば、気持ちが前向きになり、自然と食欲も湧いてきます。気持ちが前向きでなければ、「苦手なものを食べてみよう」という意欲が湧くことは、まずないでしょう。

このような考えを持って食事指導をしていただけたら、給食ハラスメントなどの問題は起こりにくくなり、会食恐怖症に悩む方も減っていくと、私は考えています。

食事指導は『個別対応』と『安心感』

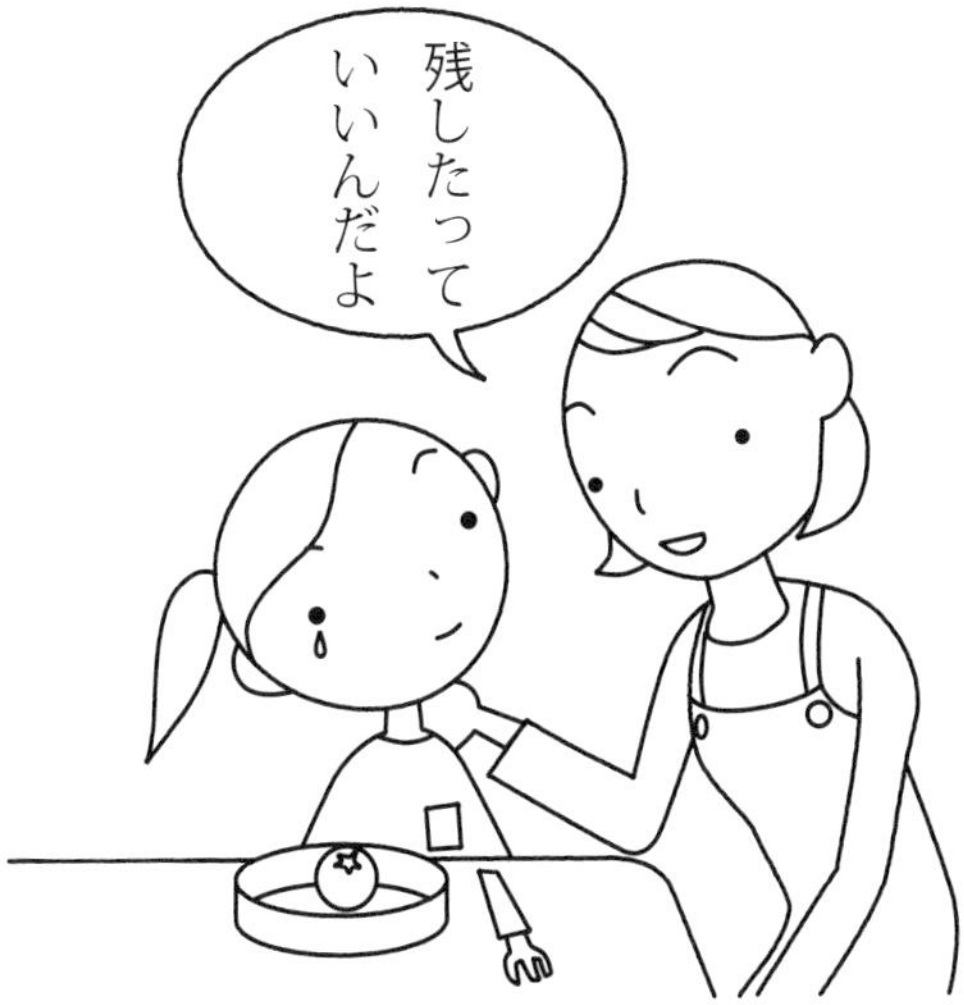

家族や周囲のサポートのコツ

克服することを迫らない

ここでは、身近に会食恐怖症で悩む方の家族や周囲の方にお願いしたい、実践的なサポートの方法をお伝えします。

会食恐怖症に悩んでいる人をサポートするとき、何よりも大切なことは「周り」や「普通」と比較しないことです。間違っても、食べられないことを責めるようなことはしないでください。「食べられなくても大丈夫だよ！」といったスタンスで、当事者の方のすべてを受け入れてあげることを心がけましょう。

また、「もっとこうしたらいいんじゃない？」といったように、克服を迫ることも逆効果です。克服につながるアイデアを提案するのはかまいませんが、克服を迫ることでプレッシャーを与えてはいけません。

第1章では、「発症の3つのキーワード」として「自己肯定感」を挙げました。当事者の方は自信を失っており、自己肯定感が低い状態であることが考えられます。ですので、どのような状態にあっても、当事者の方を高く評価してあげることが重要です。

中には「うちの子は家でもご飯を食べないから、ご飯を作らないほうがいいのでは？」と考えるお母さんもいます。ですが、これは絶対にやめてください。お子さんがご飯を食べなかったとしても、愛情のこもったご飯は作り続けてあげてほしいのです。日々の愛情のこもったご飯は、食べたか食べないかにかかわらず「私はあなたのことを愛しているよ」というメッセージとして伝わるからです。やがてその愛情がお子さんの心の中に満ちていくと、お子さんの中に「安心感」が生まれていきます。それこそが回復のために必要なものなのです。

サポート側がフローで過ごすこと

家族や周りの方が、あまり心配しすぎることも良くありません。もちろん、お子さんを心配に思う気持ちは大切です。しかし、周りの人の心配や不安な気持ちは、当事者の方に確実に伝わります。つまり、自分自身が幸せであることが、会食恐怖症の当事者をサポートするうえで重要なことです。もちろんこれは、私自身が心がけていることの１つでもあります。

そのためには「期待しない」、そして「一喜一憂しない」という心構えを持ってください。

人は期待を裏切られたとき、「あぁ、これだけやってあげたのに……」とノンフローになりがちです。また、症状には波があることは先述しましたが、波が来るたびに一喜一憂していたら、サポートする側はすぐに疲弊してしまいます。

また、相談をいただく親御さんの中には「子どもの会食恐怖症のことを考えるのがつらい」と言う方もいらっしゃいます。このような言葉は、1つの危険信号であると私は捉えています。そういった場合にはまず、自分自身が毎日を幸せにフローで過ごすことを考えましょう。その空気は周りの人にも移っていくのです。

さらに、当事者の方が1回食べられたからといって、喜びすぎることや必

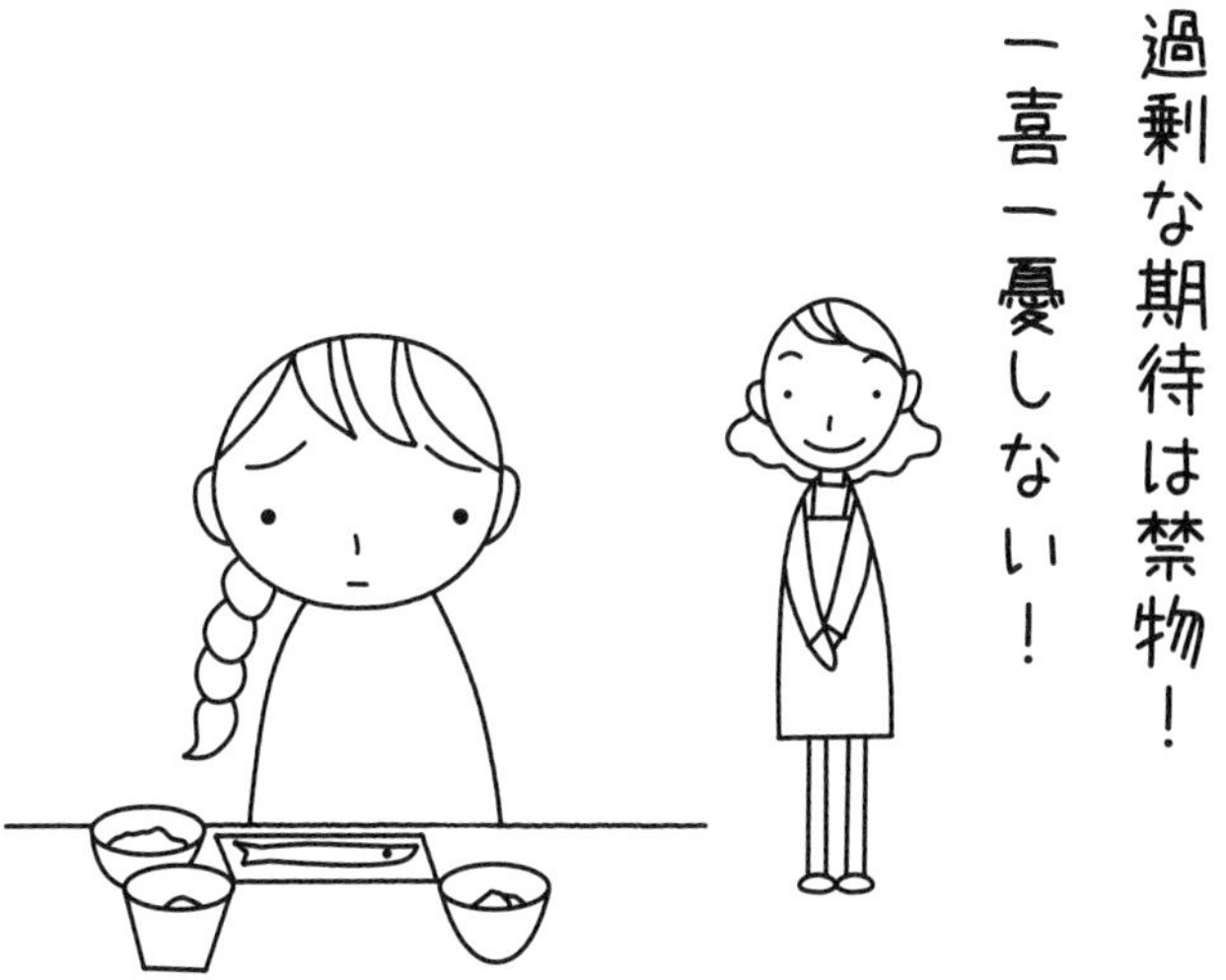

要以上に褒《ほ》めることは避けましょう。大切なことはむしろ、当事者の方がどんな状態だとしても、その存在自体を常に高く評価することです。

「きっと治る」というポジティブな前提を持って、当事者の方が持つ本来の力を信頼してあげてください。

居心地の良い環境作りで会食恐怖症を克服した親子

「今日、給食食べた？」と聞いてはいけない

この章の最後に、実際の相談事例と私が行ったアドバイスについてまとめておきます。

あるお母さんが、中学に入学したばかりの息子さんが会食恐怖症だということで、相談に来てくれました。

お子さんは一時、唾も飲み込めないほどの状態にあったそうです。相談に見えたたと

きは、そこからやや回復して、自宅での食事や外食では少し食べられるようになったと言います。ところが、給食は一口も食べられないことがあるということでした。また、お母さんはお子さんが反抗期で言うことを聞いてくれないことにも悩まれていました。

私はそのお母さんにさまざまなアドバイスをしましたが、それらすべてを一言に集約すると、「とにかく家を居心地のいい環境にしてあげてください」ということになります。

たとえば、こちらのお母さんはよく「今日、給食食べた？」とお子さんに聞いていました。もちろん、それは息子さんを心配に思う気持ちから出た言葉ですが、毎日のように聞かれる息子さんにとっては、決して小さくないプレッシャーになります。仮に給食を食べていないとお母さんが残念に思うとすれば、「お母さんを悲しませてしまう自分はダメなやつだ」→「食べられないことはやっぱりダメなことだ」といったように、自己肯定感が下がっていく恐れがあります。ですので、まずは「給食食べた？」と聞くことをやめていただきました。

ほかにも、なるべく毎日愛情のこもったご飯を作ってあげること、お子さんに対して「こうしなさい！」と言いすぎるのを控えてもらうことなど、とにかくお子さんに「家で過ごしていると居心地がいい」と感じてもらえる環境作りのためのアドバイスをしました。

しばらくすると、息子さんの中で食べる意思が少しずつ湧き上がってきたようです。完食まではいたらないそうですが、自分から「給食にふりかけを持っていきたい」と言うようになったり、豪華な給食の日には楽しみにしている様子がうかがえるようになったりなど、少しずつ回復していきました。今では家の食事ではもちろんのこと、外食でも好きなものをたくさん食べられるようになったということでした。

信じて、見守る

さらに、息子さんの性格面にも変化が現れてきました。

以前は妹さんとよく喧嘩をしていたそうですが、会食恐怖症の症状が改善するにつれ、その頻度が目に見えて少なくなっていったそうです。また、自分から勉強するようになった、といった変化もあったという報告をいただけるようにもなりました。

以前はお母さんの中に、「本人（息子さん）の考え方を、母である私が変えなければ」「私が学校にアプローチして環境を変えてあげたい」という気持ちがあったのですが、そのようなアプローチは考えず、「息子さんがどんな状態でも味方になってあげる」というスタンスを大切にしてもらいました。

結果的に、この息子さんは無事に会食恐怖症を克服していきました。このケースで私がアドバイスをしたことはとてもシンプルなことです。それは繰り返しになりますが、「家を居心地の良い環境にすること」です。特にこの親子の場合は、お母さんの焦りによって息子さんにプレッシャーを与えることや、克服を迫ることをやめてもらったことが功を奏しました。

「信じて見守る」。このスタンスにもどかしさを感じる方も多いと思います。ですが、サポートする側の焦りや不安は当事者の方に確実に伝播《でんぱ》します。そうなると症状の改善は見込めません。幸福そうな人と話していると自分も幸せになり、イライラしている人と話していると自分もイライラしてくるように、人の感情というのは伝わるものなのです。

だからこそ、まずはサポートする側が幸せであることを大切に、リラックスできる心地良い時間を増やしてあげることが、身近なサポーターに望まれている一番大きな役割であることを忘れないでください。

第5章

よくある相談事例へのアドバイス

事例① 17年間病院に通っても治らなかった「震え」を克服。婚約者とコース料理を楽しめるようになった（40代女性）

病院に匙を投げられた

最終章では、私のカウンセリングや講座を通して、実際に会食恐怖症を克服した方の事例を紹介していきます。いろいろな方の克服までのストーリーを体験することで、ご自身が克服するためのイメージや大事なポイントがわかりますので、ぜひ読んでみてください。

まずは、「震え」に悩んでいた40代の女性の方の相談です。彼女から最初にいただいたメールも紹介します。

私は40代の女性です。いろんな心療内科に17年ほど前から通っています。高校3年のときにクラスになじめず、お昼を食べるときに初めて手が震えました。その後、就職し事務職に就きましたが、お茶出しで手が震え、上司に散々注意されました。

いろんな病院に行きましたが、薬が出るだけで、今の病院でも「気にしている限りは治らない」と言われています。うつ病も経験し、今は会食恐怖症、書痙《しょけい》（文字を書くときに手が震える）などいろいろ症状があり、頓服《とんぷく》薬を飲みながら仕事をしています。家族と外食に行っても周りの視線が気になります。手も首も頭も震えます。苦手な店へ行くときはあらかじめ薬を飲んでいきます。

私には、結婚を前提にお付き合いしている人がいて、症状があり薬を飲んでいることは打ち明けたのですが「あなたと食事をしているときは大丈夫。そのときは薬も飲んでいない」と、嘘をついてしまいました。隠しているのが苦しいです。こんな私ですが、治る見込みはありますか？　何からやってみたらいいですか？

このメールを読んだときに私が感じたことは「気にしている限りは治らない！」というこ医師の言葉は、アドバイスでも何でもないということです。「気にしたくないけれど、気になる」のが私たち会食恐怖症の当事者であり、それを理解していない乱暴な言葉だと思いました。また、彼女は地方在住で、社交不安症に詳しい専門医を見つけることが難しいということも嘆いていました。

私のアドバイスと克服までの道のり

これに対する私の最初のアドバイスは、「不安でもいいし、震えてもいい」という前提を持つ、というものでした。

この方は「不安になっちゃダメ！　震えちゃダメ！」と考えるからこそ、さらに緊張と震えが大きくなってしまうという典型的な例でした。ですので「不安になったり震えたりしたときに、相手がどういう反応をするのか見てみよう」といったくらいの気持ちで、不安や震えを受け入れたうえで日常生活を過ごすことの大切さをお伝えしました。

すると彼女は「震えることを隠さずにさらけ出せるようになりたいのですが、震える自分を見せても大丈夫だし、そういう私にも価値はあるという気持ちと、恥ずかしいから隠したいという気持ちが揺れています」と話してくれました。私は「彼氏とコーヒーを飲む」といったスモールステップから練習をスタートしてもらい、次第に友人との会食の席でも薬を飲まずに過ごせるようになっていきました。

最初のメールから4ヶ月後のメールも紹介します。

最近の報告です。私は友人とご飯を食べるときも顔が引きつったり、スープを飲む手が震えたりするので、毎回頓服薬を飲んで会っていました。最近も会う機会があったのですが、薬を飲まずに行きました。すると症状なく食事ができました。「なんだ大丈夫だったのか」と思いました。

今までは、ちょっと震えただけで薬を飲んでしまっていました。この経験で得た自信を大切にしていきたいと思います。症状のことはあまり気にならなくなっています。

そして、このメールをくれた1ヶ月後には、お付き合いされていた男性からプロポーズされ、和食のコース料理を食べに行き、その2ヶ月後にはフレンチのコース料理を食べに行くことができるようになったという報告もいただいています。

17年間病院に通っても良くならなかった方が、ここまで改善できた最大の要因は、やはり「震えてもいい」という前提に切り替えられたことだと思います。それに加えて、私の力だけではなく、現在の旦那さんの温かいサポートも克服の大きな助けになったようです。

この方は私の講座に参加して、第2章で紹介した「克服のためのトレーニングメニュー」を作った際にも、「オシャレなお店で彼とコース料理を食べる」ことを最終目標として挙げていました。その目標を半年かからずに達成できたわけです。

「治らない」と初めからあきらめてしまう人は、克服への意欲が湧かないため、行動することができません。行動することができなければ、克服することもできません。

本書をお読みのあなたには、少しでも良いご自身の未来のイメージを抱いてほしいと思うのです。

事例②　うつ、パニック障害、嘔吐恐怖などもあり、自殺も考える日々を乗り越えて充実した人生を取り戻した（30代女性）

地道なスモールステップを実践

次は30代の女性のケースです。この方はパニック発作の持病を抱えながら、九州からの夜行バスで東京で開催している私の講座やカウンセリングに通ってくれていたほか、メールなどでもほとんど毎日のようにありのままの経過を教えてくれていました。

彼女は、当時お付き合いされていた男性との食事の際、急に吐き気に襲われて、それ以来、会食に恐怖感を抱くようになっていきました。これは、嘔吐恐怖からくる会食恐怖症の典型的なパターンです。症状としては、動悸《どうき》やパニック発作が主なところでした。「なぜ自分だけこんな意味のわからない症状に悩んでいるのだろう……」と絶望していたところ、偶然、私のブログを見つけたそうです。一時期はうつの症状もひどく、「死にたい」というメールをいただいたこともあります。

本書をお読みの方の中には「自殺したいほど悩んでいる人は、さすがに克服できないのではないか?」と感じる人がいるかもしれません。しかし、私は「逆」だと考えています。それほどまでに深く悩めるということは、それだけのエネルギーがあるということです。そのエネルギーがプラスに転じたときには、きっとものすごい力を発揮できるはずです。

彼女もやはり「不安になってはいけない」という考え方を強く持っていました。そこで私は、「不安になってもいい」と考えるようになると、結果的に不安は軽減されていくということをお伝えしました。

その方は、外出恐怖もあったため、行動面でも文字通りスモールステップを最重視してもらいました。まずは「家から一歩出たら、今日はＯＫ！」というところから始め、「飲食店の前に行き、自分が食べているところをイメージしたらＯＫ！」といったように、地道にステップを踏んでいきました。

さらに、彼女は嘔吐恐怖も強かったため、「不安にならないための準備を少しずつやめる」という方向性の行動を、様子を見ながら取り入れていきました。いつ吐いても大丈夫なようにカバンの取り出しやすい位置に入れていたビニール袋を取り出しにくい位置に移動するなど、嘔吐恐怖に対してもスモールステップで取り組んでもらい、少しずつ改善させていくことができました。

「絶対に克服する」という気持ち

この方は、何でも思っていることや感じていることを、包み隠さず私に打ち明けてくれていました。おかげで私も、この方が悩んでいることやその理由、解決策が手にとるようにわかったのです。

また、カウンセリングの期間中に、仕事を事実上解雇されるなど、人生の転機と言えるような出来事もありました。「仕事を解雇された」などと言うと、ネガティブに聞こえるかもしれません。しかし私は、「これで十分に休めるから、むしろ良かったかもしれない」と思っていました。事実、この出来事を機に彼女の状態は快方に向かっていきました。

カウンセリングの最終日には、発症して以来、彼女がずっと避けていたというラーメンを一緒に食べに行きました。最初は不安が隠せなかったものの、見事にペロリと完食して、さらに自信を深めたようでした。その後は新しい仕事を始めたり、恋人ができてプライベートも充実するなど、生活全体がいい方向へと向かっているようです。

最後に、つい先日、この方からいただいたメールを紹介します。

「音楽LIVEに来ています。以前来たときは、何ヶ月も前から不安だったのに、今年は1ヶ月前からワクワクして、どこでランチしようかと計画を立て、完食し、不安も吐き気もなし。音楽LIVEという1年に1度の一番の楽しみを、「楽しい」と思えることを思い出し、本当の克服を実感しました。

まだ克服に向けてがんばっている人、一人で悩んでいる人、たくさんいると思います。いつか私の経験を誰かにお伝えし、誰かの心の支えになれたらと思いました。

事例③「合宿」「飲み会」などの関連ワードを聞くだけで「動悸」や「めまい」を発症していたが、同じ悩みを持つ仲間との会食練習で克服（20代男性）

一度の成功体験で快方へ

次は20代前半の男性の方の相談事例です。

この方は当初、「合宿」「飲み会」「給食」など、会食が絡む言葉を聞くだけで動悸やめまいが起きていました。また、会食中にえずくことも度々あり「自分は家族以外の人と、一生会食はできないのではないか」と絶望していたとも言います。

この方の発症のきっかけは、小学2年生の給食のときに食べ物を喉に詰まらせたことでした。先生やクラスメートに「大丈夫？」と注目されたことに恐怖を感じて、トラウマになったそうです。

この方は他の会食恐怖症に悩む方々と一緒に食事の練習をしたことが、克服の原動力となりました。練習会の際に「みんな同じことに悩んでいるから、別に食べられなくても誰にも責められない！」と考えると、自然とリラックスして食欲が湧き、家で食事をしているときのように食べることができたのです。

そのたった一度の成功体験が「本来の自分は食べることができる」ということを思い出させ、会食の記憶が書き換わる大きな出来事となったようです。それ以来、かなり順調に症状は改善していき、今では会食恐怖症に悩む人たちを集めて、会食の練習会を主催するほどになっています。

当然、本書でお伝えしていることをお伝えしたとはいえ、この男性に対しては、私が何か特別なアドバイスをしたということはありませんでした。実際に会食に参加して成功体験をつかめたことが大きかったのでしょう。

自分で自分に許可を出してあげる

この方はすごく純粋で素直な心の持ち主でした。

会食恐怖症が悪化・長期化してしまうのは、考え方や行動のパターンを無意識のうちに繰り返してしまうからだと、私は考えています。「どう考えたらいいのか？」「どう行動していけばいいのか？」については、すでに本書でお伝えしたとおりですが、克服のためには「何かを変える」必要があるということは覚えておいてください。

会食恐怖症以外の部分では、「自分の生きたいように生きていい」ということもお伝えしました。

会食恐怖症を克服していくためには、日常をフローで過ごすことが大切です。ですので、私のカウンセリングや講座を受けている方は普段から「自分は今、調子がいいのか？　悪いのか？　良くなるためにはどうすればいいのか？　何を変えていけばいいのか？」と考える時間が多くなります。そして、フローで過ごすために必要なことは、「言いたいことを言っていい」「やりたいことをやっていい」と自分で自分に許可を出してあげることです。

自分自身が、本音で生きていないと感じているときに、誰かに高く評価されたとしても、それは本来の自分が評価されたことにはなりません。そのた

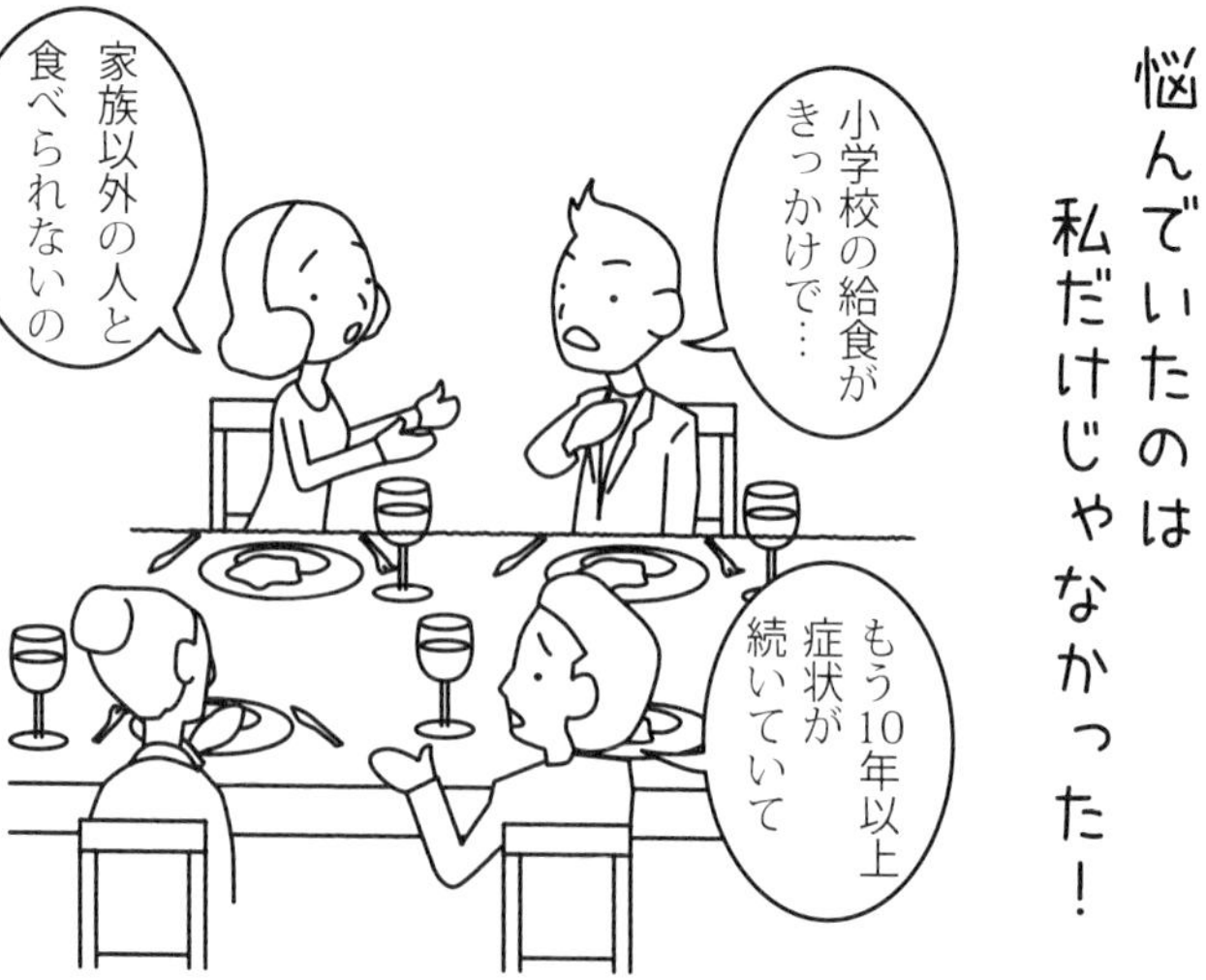
悩んでいたのは私だけじゃなかった！
小学校の給食がきっかけで…
家族以外の人と食べられないの
もう10年以上症状が続いていて

め、自分のありのままを受け入れることができないのです。「生きたいように生きていい」という前提を持てない方は、この男性のように日常生活の中から少しずつ練習していくことが有効です。

私の場合は、一度山口さんの主催する会に参加して、成功体験ができて以来、症状がどんどん改善していきました。最初はほかの参加者のみなさんと仲良くなれるか不安でしたが、同じ悩みを抱えているということもあったのでしょうか。始まってみるとすぐに仲良くなれました。

会食恐怖の改善だけでなく、これから生きていくにあたって大切なことをたくさん学ぶことができました。また、いかに毎日フロー状態を保ちながら暮らしていけるかについてよく考えるようになりました。

事例④　会食がつらくトイレへ逃げ込んでいた方が、普通に食べられるようになるまで（20代女性）

「残したらいけない」からくる症状

次の相談者は20代後半の女性の方です。この方は当初、会食の場で気持ち悪くなってしまい、一口食べることもままならず、会話をすることすらつらく、トイレへ逃げ込んでしまうというような状況でした。また、勤め先の社員食堂でお昼ご飯を食べる際には、隣の席に誰かが来ると喉が詰まった感じになり、急に食欲がなくなってしまうという症状に悩んでいました。

この方は「残したらダメ」という考えが強く、そう考えれば考えるほど、さらに身体は緊張してしまい、症状が出てしまうというような状況でした。

本書でも繰り返しお伝えしてきたとおり、この場合は「残さないようになること」を目指すのではなく、「残しても大丈夫なんだ」と考えられるようになることを目標とします。ですので、スモールステップで「残す練習をすること」を普段から取り組んでもらいました。それはたとえば、一人で飲食店に行ったときに、あえて食事を残してみるというような行動です。その後、人前でもその練習をしてみるようにうながしました。

すると「なんだ、残しても大丈夫なんだ」という考え方に切り替わっていきました。そのような考え方ができると、食事の際に必要以上のプレッシャーを感じなくなるため、結果的にリラックスして食欲が湧き、普通に食べられるようになったのです。

「残したらダメ」という考えからくる会食恐怖症の場合には、「あえて残す練習」を始めることで、比較的短期間で克服できると私は感じています。やはりこの方も、比較的早く普通に食べられるようになっていきました。

爪揉みでリラックス

この方におすすめした不安への対処法に「爪揉み」があります。爪は身体の末端ですが、ここを刺激することで血液の巡りが良くなり、身体はポカポカになるし心もリラックスできます。特別な道具も必要ないため、いつでもできておすすめです。

やり方をご紹介しましょう。

①爪(図の箇所)を揉む

「ちょっと痛いけど気持ちいい」といった程度の強さで、それぞれの爪の付け根の部分を3回ほど揉んでいきます。家にいるときなどは、手

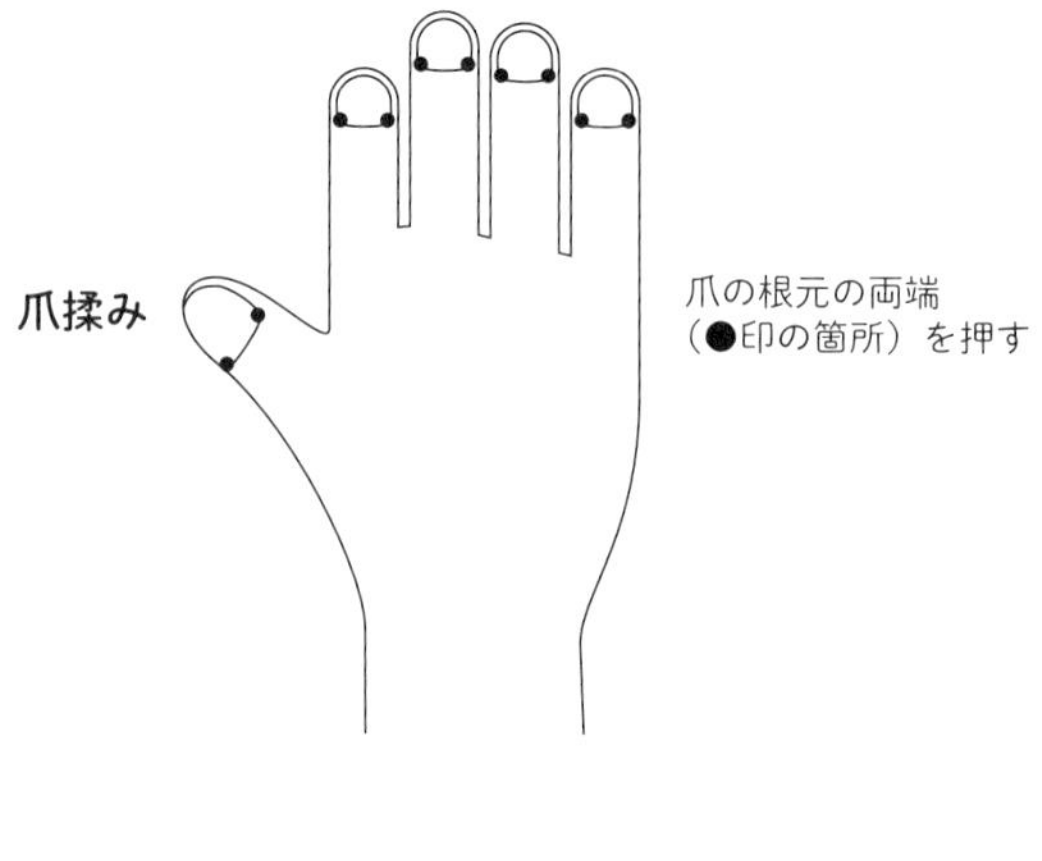

だけではなく足の爪も揉むとさらに効果的です。

②手のひらを揉む

次は、手のひらを揉んでいきます。少し暖かさを感じてくるまで揉みます。家にいるときなどは足の裏も揉みましょう。

③手をこする

次は、少し暖かくなった手(足)をこすります。さらにポカポカになると思いますよ。

④手をお腹にあてて深呼吸

最後に、ポカポカになった手をお腹にあてます。「ふ〜〜〜っ」と深呼吸をしながら、身体を緩ませてリラックスします。

ちょっと不安を感じたときや緊張しているときなどにこれを行うと、かなりリラックスすることができるのでおすすめです。寝る前にリラックスしてぐっすりと眠りにつきたいときなどにも使えますよ。

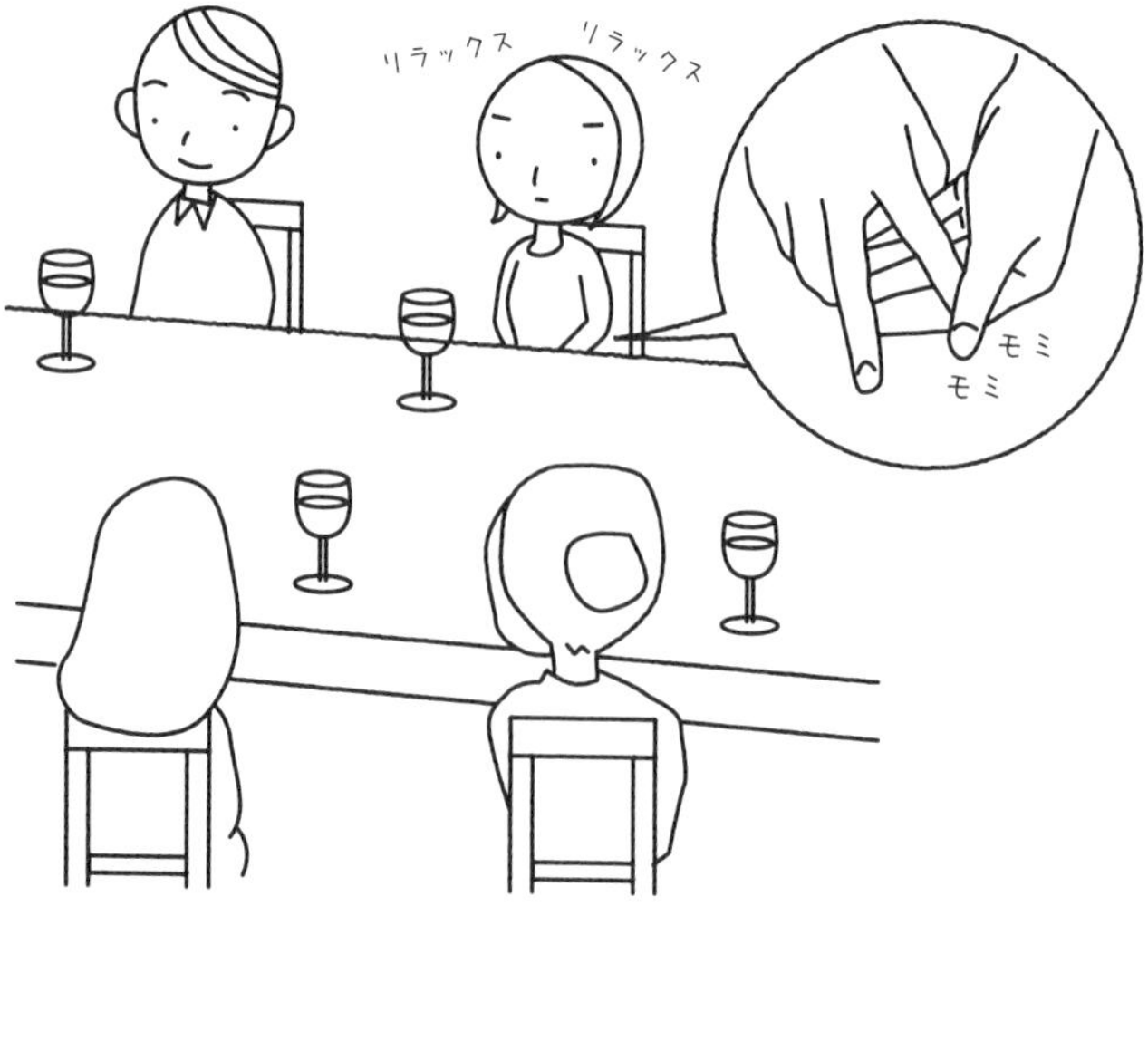

事例⑤　給食でのトラウマ体験から40年以上「吐き気」「発汗」に悩んでいたが「あえて残す」練習で症状が改善（50代男性）

きっかけは給食の完食指導

この方は、まだ完全に回復するまでには至っていないとのことですが、着実に改善に向かっていることや、いただいたメールの内容が読者のみなさんの参考になると思うため、ご紹介したいと思います。

この方も「会食がある」と考えるだけで不安になる「予期不安」をお持ちです。主な症状は、動悸、発汗、吐き気。会食の席でそのような症状が出ると、もう次回のチャレンジへの意欲が持てなくなり、気持ちが回避の方向に向いてしまう悪循環に陥っていました。発症のきっかけは、小学校の給食で先生の過剰な完食指導を受けたこと。それ以来ずっと会食恐怖症に悩んできたそうです。

この方も「残さず食べなければ」という考え方が強かったため「あえて残す練習」の計画を一緒に立て、それを実行してもらいました。ほかにも克服に役立つ大切な考え方をお伝えしたところ、当初に比べてかなりの改善が見られています。

いただいたメールをご紹介します。

今週月曜日も会食を楽しめました。しかし今まではこれすらできなかった。仲良くしてきた人たちと最後のお別れをするのには食事会が最高だとわかっているのに、これができなかった。でも今年はできました。これからも積極的に行っていきます。歓迎会、送別会などの会食をもっともっと楽しんでいきたいです。

いつまた症状が出るかはわかりませんが、症状が出たからといって、以前のように「もうやめよう」とは考えないと思います。今は改善のプロセス（良くなったり、悪くなったり）もわかっているからです。

会食恐怖症であることを打ち明けることにも、徐々に抵抗はなくなってきています。これは、会食恐怖症が一般に誰にでも起こりうる症状であって、自分が異常だったというわけではない、ということがわかったからです。それをきっかけに恐怖感が減退していると思います。

人生は常に練習中、失敗してもいい

この方が私のアドバイスの中で特に印象に残っていると言ってくれたのが、「人生は常に練習中だから、失敗してもいい」というものでした。

「症状改善には波がある」とお伝えしたとおり、ほとんどの場合は右肩上がりに症状が改善するわけではなく、多少の失敗を経験しながら、徐々に良くなっていきます。

これは、会食恐怖症の改善に限った話ではないかもしれません。何かを目指す過程では一度も失敗を経験しないことなどありえません。大切なことは「失敗の経験をしないこと」ではなく、「失敗してもいい」と思えることだと私は考えています。

特に会食恐怖症の場合には、苦手なことを克服しようと取り組んでいるわけですから、失敗はあって当然のこと。さらに言えば、「苦手なことを克服しよう」としている時点で、それは高く評価すべきポイントなのです。

この方の場合には、「不安を受け入れることで、失敗に対する恐怖感が薄らいだ」という評価も語ってくれました。これまでお伝えしてきたとおり、「不安になっちゃダメだ！」と思えば思うほど、不安は膨れ上がっていくものです。ですから「不安でもいい」「練習中なんだから失敗しても大丈夫」というように、不安や失敗を受け入れたうえで練習をしていくことがとても大切なのです。

事例⑥　胃腸炎をきっかけに発症したが、「どんな自分でもOK！」の精神と「適切な自己主張」で回復へ（30代女性）

「外食はもう一生できないかも？」

次は30代の女性の方です。この方は数年前に患った胃腸炎がきっかけで、慢性的な食欲不振に悩み、そこから外食や会食を避けるようになっていきました。

当初は、家族との外食も無理な状態で、外での食事はすべて何かしらの理由をつけて断っていました。外で食べることを想像するだけで、暗い気持ちになったり、胃のあたりが重くなったりしていたそうです。気の合う友人と会う約束をしたときには、「外で食べることになるかもしれない……」と、出かけるのが億劫になっていったと言います。

この方はもともと、添加物が多い食品を口にすると体調を崩しやすいことから、「外食はもう一生できないかもしれない」とまで考えていた一方、それでは友人などとの会食に行けないなど、ＱＯＬの低下に悩んでいました。

この方もやはり「全部食べなければ」という考え方が強かったため、「食べたい分だけ食べる」ことを普段の食事から大切にしてもらいました。

ほかには、「どんな自分でも常に高く評価する」という考え方を持てたことも、症状の改善につながったと話してくれました。「どんな自分でも大丈夫。自分には価値がある」と自分を受け入れられるようになると、多少失敗をしてもすぐに前を向けますし、そもそも悩むことが少なくなるので体調を崩さずに済みます。

そのために大切なことは、自分が持っている「縛り」を１つひとつ手放していくことです。

たとえば「全部食べなければならない」という考えも縛りの1つですね。それを手放して「全部食べたければ食べればいいし、食べたくないのであれば食べなくてもいい」という考えを持てれば、普段からありのままの自分で過ごせるようになります。ありのままの自分で過ごせるようになれば、本当の意味で自己評価が高まっていきます。

自己主張がどんどんできるように

この方を含め、症状が良くなっていく方の傾向として、「適切な自己主張ができるようになる」というものがあります。つまりこれは、「自分の思っていることを素直に言うことができるようになると症状は改善していく」ということです。

この方の場合も、仕事で不満があった際にはそれを自分だけで抱え込まず、上司に意見をするといったことができるようになっていきました。

そのように聞くと、「会社で煙たがられないの?」と感じる方もいるかもしれません。ですが、この方の場合にはむしろその姿勢が高く評価され、昇給につながりました。また、この方は「普段からストレスを抱えることが圧倒的に減った」とも話してくれました。

本書でも繰り返しお伝えしましたが、適切に自己主張することはとても大切です。普段あまりできていないと感じる方は、意識的に練習してみるといいでしょう。

最後に、この方からいただいた最近のメールを紹介します。

昨日の飲み会は不安になることなくスタート。最近あまり話せていない後輩の子とたくさん話すことができ、楽しい時間となりました。

この後輩の子には、自分の会食恐怖症について話したことがあるのですが、

「忘れていました」「今日はそんな感じはまったくしませんでした」と言ってくれました。自分がいい方向に変わっているという意見を客観的に聞けたので良かったです。その後、二次会にも少し付き合いました。

克服のための練習を始める以前は予期不安がありましたが、今回はその症状はあまり出ませんでした。飲み会が終わった後も思っていたより疲れが残らず、本当にいい一日でした。

事例⑦　パートナーへのカミングアウトをきっかけに、苦手だった家族との会食を楽しめるようになった（40代女性）

家族との会食が一番苦手というケース

最後に40代の女性の方です。この方は10年ほど会食恐怖症に悩んでいました。予期不安が強いことのほか、「定食」などの決められた量を食べることに強い抵抗感がありました。外食を楽しむどころではなく、何とかやり過ごしているという状況でした。

また、会食恐怖症でも「家族の前なら安心して食べられる」という方は、比較的多いものです。しかしこの方の場合は、旦那さんやお子さんの前では「母親としてちゃんと食べなきゃいけない！」という思考が強くなり、それが自分へのプレッシャーとなり、結果的にさらに自分を苦しめていました。

克服を目指して地道に練習を重ねてきた彼女にとって、大きなターニングポイントとなった出来事があります。それは、旦那さんに自分の症状を打ち明けたことでした。家族に自分の症状を打ち明けるのは勇気がいることですが、打ち明けた結果、旦那さんからは「話してくれて良かった。どうしてもっと早くに言ってくれなかったの？ もっと頼りにしてくれていいんだよ」と言われたそうです。

「打ち明けたい」は好調のサイン

彼女のカミングアウトは、「打ち明けたい」という自分自身の気持ちに従って、彼女自身が決めたものでした。誰かに自分の症状のことを打ち明ける、あるいは「打ち明けたい」という気持ちが強くなるのは、自分の状態が上向いている証拠です。どんな自分でも受け入れられるようになっているからこそ、このような思考や行動に至ることができるのです。

たしかに「うちの主人には言っても無駄だと思う……」というように、カミングアウトすることをあきらめている方もいます。ですが、思い切って伝えてみると、自分が思っている以上に受け入れられることは多いものです。

私は「カミングアウトは絶対するべきだ」とは考えていませんが、会食恐怖症は身近な協力者がいたほうが克服しやすいのも事実です。カミングアウトができそうな状況であれば、積極的にトライしてもらいたいと思います。打ち明けるときのコツについては第3章でお伝えしたとおりです。ぜひ参考にしてみてください。

最後に彼女から最近いただいたメールを紹介します。

先日の休みに家族で今年初のプールに遊びに行ってきました。帰りに回転寿司に行って夕ご飯を済ませました。今まではどこかで楽しみ切れていない自分がいたのですが、この日はお店に入ったときから食べることに怖さを感じずに過ごすことができました。

以前の会食恐怖症にどっぷりつかり悩んでいたころは休日を楽しめないこともありましたが、最近は一日を通して楽しい気持ちが多く、同じような出来事を前にしても、気持ちが違うとこんなに幸福感が違うんだなと改めて感じています。

いかがでしたか？

ここまで読んでいただいたとおり、会食恐怖症を克服することはできます。そして本書でお伝えした克服のための行動を通して、自分をもっと大切にできるようになり、自分のことがますます好きになっていきます。あなたが会食恐怖症に悩んだ経験は、身近に悩んでいる人のために役立てることができます。そして、そこで生まれた新たな好循環が、相談者のみなさんを核として次々と起きていることを私は感じています。

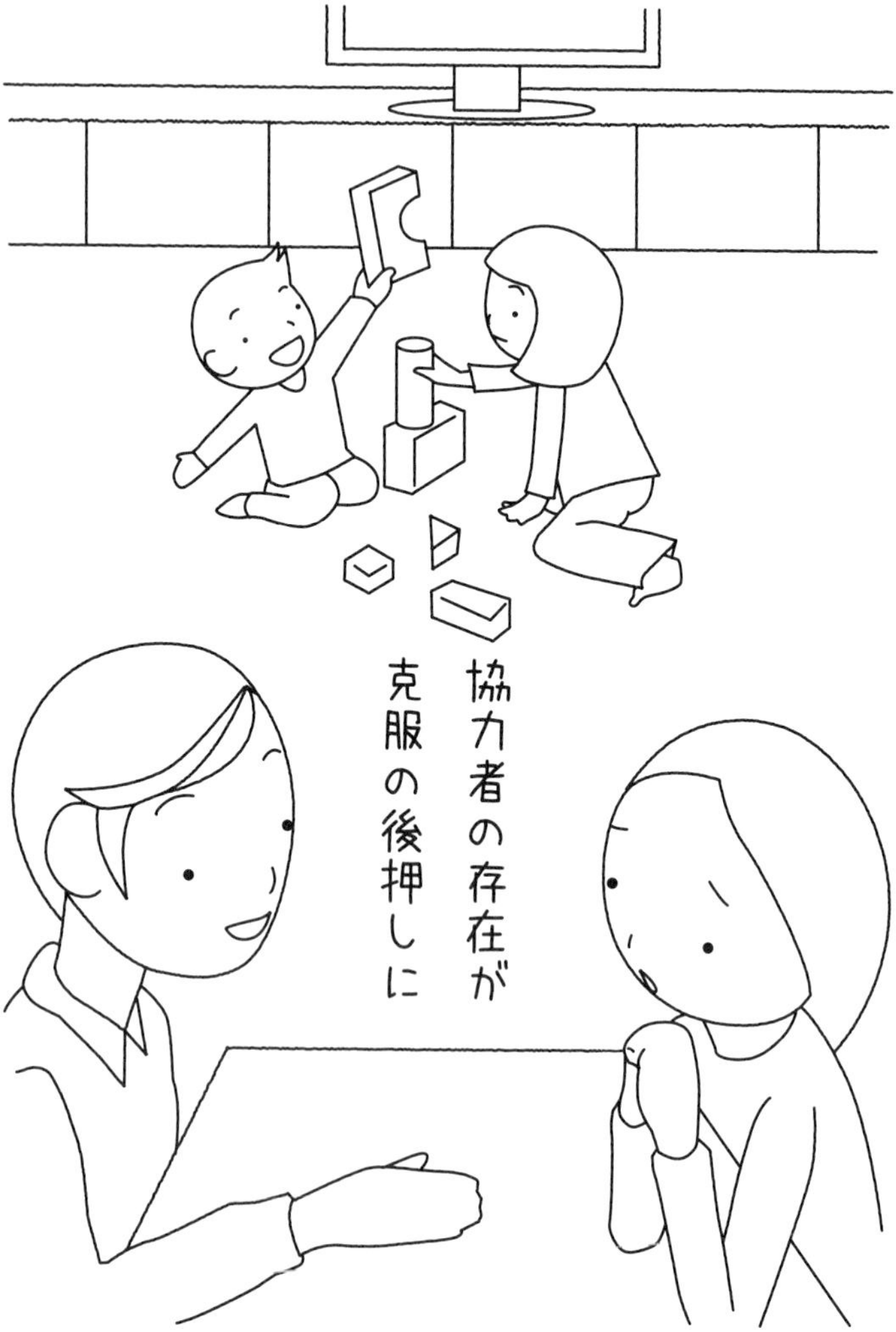
協力者の存在が
克服の後押しに

おわりに

数えきれない不安とともに生きてきた――
理解されずに苦しんできた――
何度も何度も逃げ出してきた――

会食恐怖症に悩んでいる方の多くが、そのような経験をお持ちのはずです。これまでのつらい過去をすべて消し去ってしまいたいという方だっているかもしれません。

ですが、私は今、会食恐怖症に悩み、苦しみ抜いた自分の過去に感謝しています。なぜなら、私は会食恐怖症を経験したおかげで、自分自身の生き方を見つめ直し、新しい自分になるきっかけを手に入れることができたからです。

自分のことがもっと好きになった――
仕事で活躍できるようになった――

積極的に恋愛に向き合えるようになった——

これまで、私に相談を寄せていただいた多くの方も、会食恐怖症の克服を通じてさまざまな人生の変化を経験しています。

最後に覚えておいてほしいことが1つあります。

それは「苦しみながらのがんばりは続かない」ということです。

克服のための取り組みも、無理に気負わず、新しい人生のスタートを楽しむくらいの気持ちで取り組んでもらえたら幸いです。そのほうが長く取り組みを続けられますし、続けるからこそ克服につながっていくのだと、私は思っています。

克服の過程で感じたさまざまなことが、これからの新しいあなたを支える大切な学びとなるはずです。

最後までお読みいただきありがとうございました。
あなたが「会食恐怖症になって良かった」と言えるくらい、人生を好転させる日がくるのはそう遠くない未来のことです。

２０１８年10月11日

一般社団法人日本会食恐怖症克服支援協会
代表理事　山口健太

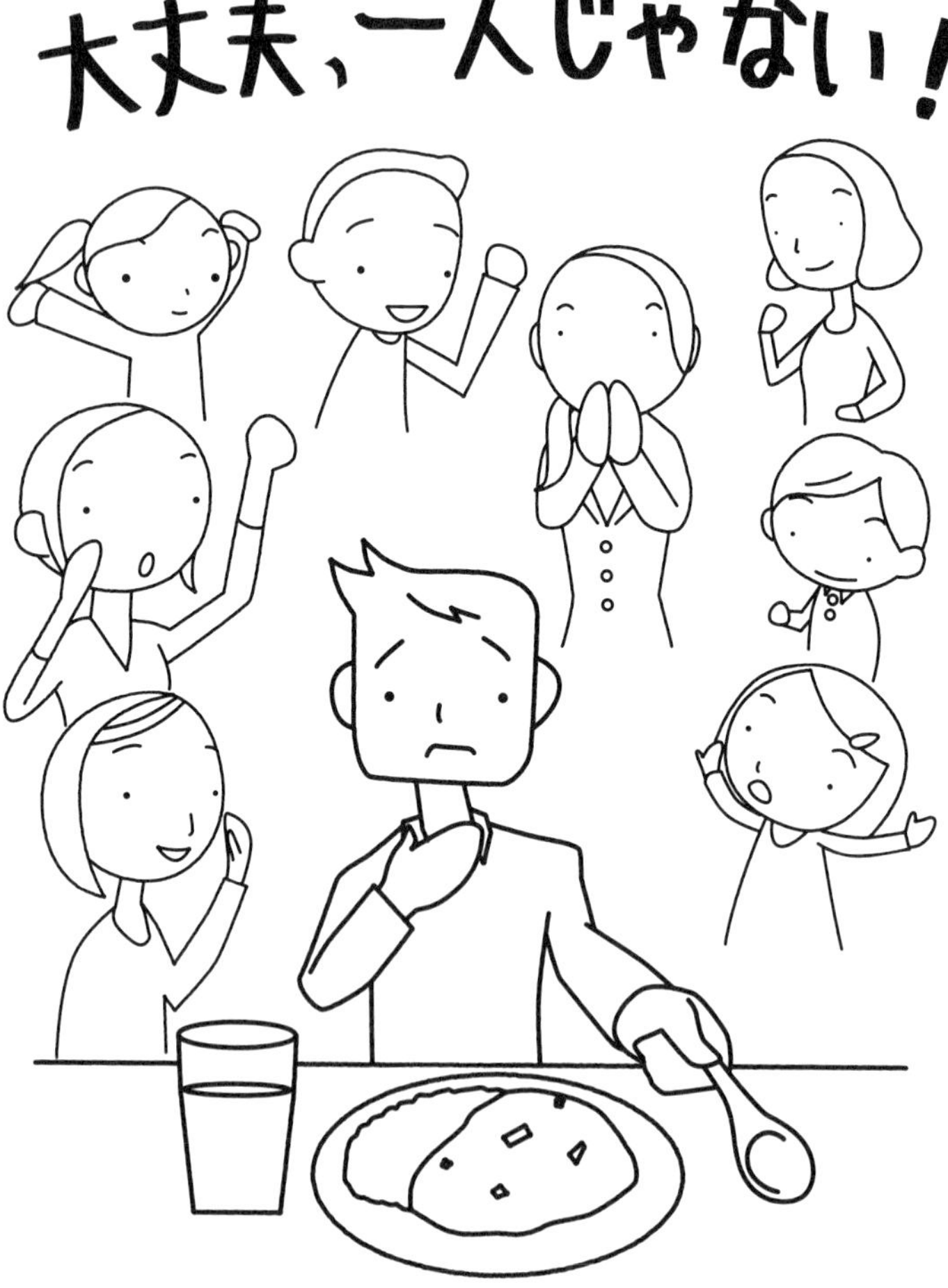
大丈夫、一人じゃない！

参考文献

1. 田島治（著）『社会不安障害——社交恐怖の病理を解く』（筑摩書房、2008年）

2. ギャビン・アンドリュース、ロッコ・クリーノ、リサ・ランプほか（著）、古川壽亮（監訳）『不安障害の認知行動療法（2）社会恐怖　不安障害から回復するための治療者向けガイドと患者さん向けマニュアル』（星和書店、2004年）

3. 水島広子（著）『対人関係療法でなおす 社交不安障害　自分の中の「社会恐怖」とどう向き合うか』（創元社、2010年）

4. 貝谷久宣（監修）、野呂浩史（編）『嘔吐恐怖症』（金剛出版、2013年）

5. クラウス・ベルンハルト（著）、平野卿子（訳）『敏感すぎるあなたへ　緊張、不安、パニックは自分で断ち切れる』（CCCメディアハウス、2018年）

6. 田村浩二（著）『実体験に基づく強迫性障害克服の鉄則　増補改訂』（星和書店、2014年）

7. 北西憲二、中村敬（編）『森田療法で読む社会不安障害とひきこもり』（白揚社、2007年）

8. 加藤洋平（著）『組織も人も変わることができる！ なぜ部下とうまくいかないのか「自他変革」の発達心理学』（日本能率協会マネジメントセンター、2016年）

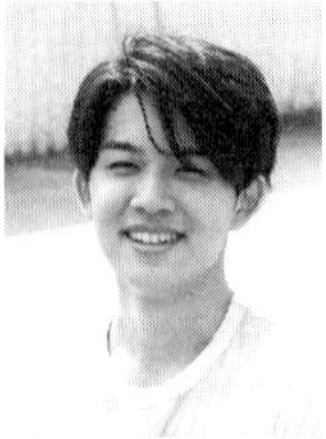

Photo: Fumiko Azekawa

山口 健太（やまぐち・けんた）

一般社団法人日本会食恐怖症克服支援協会代表理事。2017年5月、一般社団法人日本会食恐怖症克服支援協会を設立（アドバイザー：田島治杏林大学名誉教授）。薬を使わず「会食恐怖症」を克服した自身の経験を生かし、会食恐怖症に悩む人へのカウンセリングを行っている。相談実績は年間のべ1,000件超。学校や保育所への給食指導コンサルティング活動も行う。

会食恐怖症を卒業するために
私たちがやってきたこと

発 行 日　2018年11月9日

著　　者　山口健太

発 行 者　清田名人

発 行 所　株式会社内外出版社
〒110-8578　東京都台東区東上野2-1-11
電話　03-5830-0368（販売部）
電話　03-5830-0237（編集部）
http://www.naigai-p.co.jp

印刷・製本　日経印刷株式会社

ISBN　978-4-86257-396-4